Premiers Secours

Un manuel pratique pour faire face aux urgences

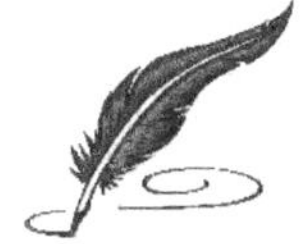

Nathan Orwell

Droits d'auteur © 2022 Nathan Orwell

Tous droits réservés.

Tous les drois sont réservés.

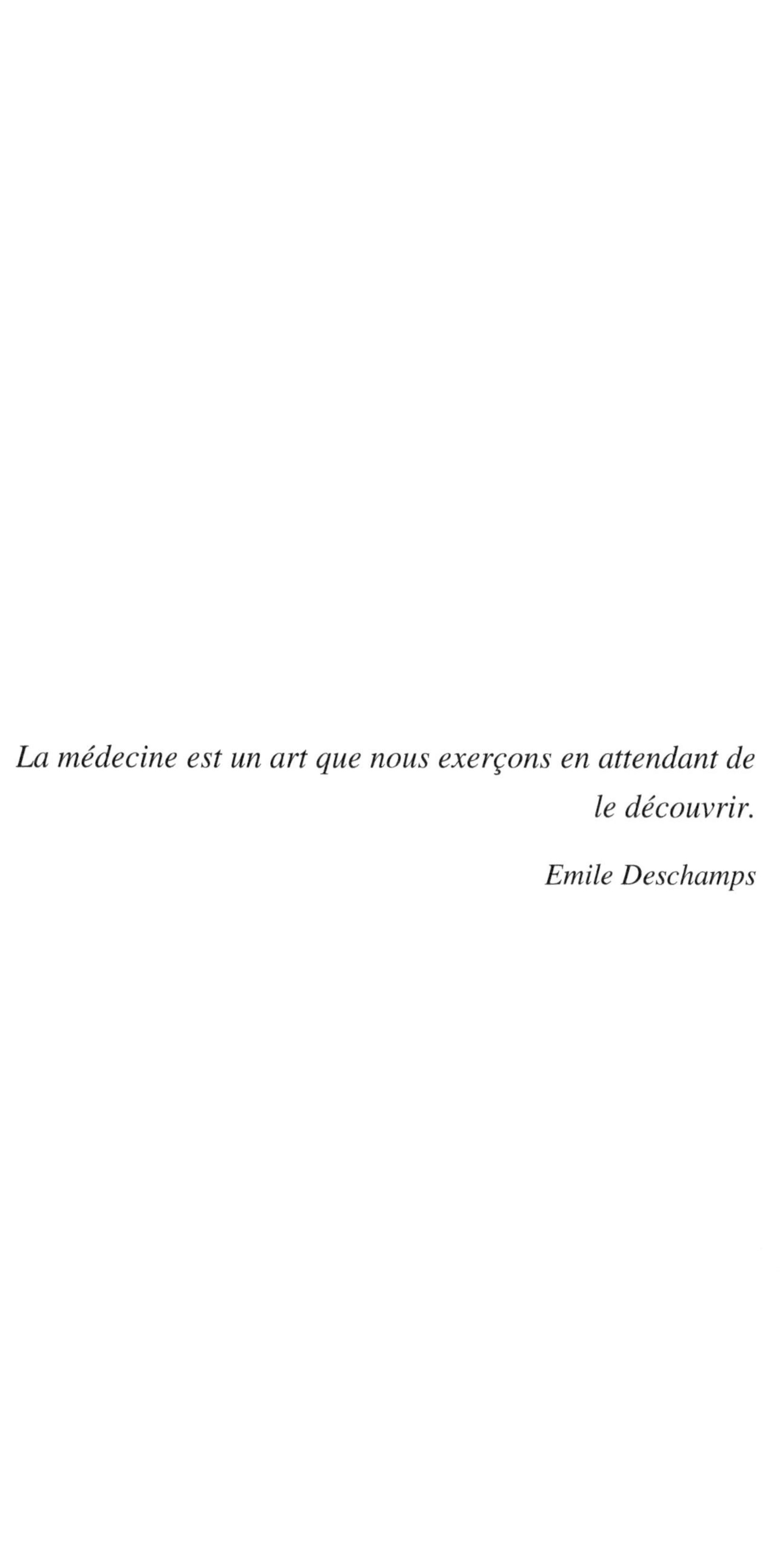

La médecine est un art que nous exerçons en attendant de le découvrir.

Emile Deschamps

Sommaire

Introduction

Malheureusement, les accidents sont fréquents dans la vie quotidienne. Ils peuvent se produire dans de nombreuses circonstances différentes telles que dans la rue, au bureau, à la maison, au camping ou dans un centre commercial.

Étant donné que les situations dans lesquelles nous pouvons faire face à une urgence sont différentes, il est important que chacun de nous soit prêt à apporter son soutien.

Les accidents peuvent être de nature différente et résulter de causes ou d'événements différents, chacun nécessitant une méthode différente d'approche des Premiers secours.

Dans ce livre, nous couvrirons la plupart des situations d'urgence possibles telles que l'apparition de problèmes respiratoires, d'accidents, de blessures, de fractures, de piqûres ou de morsures d'insectes, de crises cardiaques, de réactions allergiques ou de brûlures.

Ensemble, nous allons approfondir les procédures, les traitements et les remèdes pour chacune de ces conditions étape par étape, afin que vous ayez tous les outils dont vous avez besoin pour pouvoir aider les personnes dans le besoin.

Afin de faciliter la consultation si nécessaire, les chapitres sont subdivisés par catégorie ou par organe lésé. Pour chaque condition médicale, vous trouverez une brève introduction, les symptômes possibles qui y sont associés et un guide détaillé avec les instructions à suivre pour son traitement.

CHAPITRE 1
Introduction aux premiers secours

1.1 Qu'est-ce que les Premiers secours ?

Les Premiers secours englobent toutes les actions qu'une personne peut mettre en pratique pour aider une personne blessée ou saisie par une maladie. Il est important de noter que les premiers intervenants prennent non seulement soin de la personne en détresse, mais s'assurent que les autres personnes présentes sont également en sécurité.

Lors d'une intervention de premiers secours, les priorités à garder à l'esprit sont les suivantes :

- **Évaluer la situation** rapidement et garder son calme,

- **Protégez-vous** des dangers possibles,

- **Prévenir** d'éventuelles infections,

- **Évaluer la plaie** ou le type de maladie,

- **Mettre en pratique** les techniques de premiers secours,

- Dans les cas graves, **contactez immédiatement les numéros d'urgence** .

1.1.1 Se préparer aux Premiers secours

Lorsque vous intervenez dans une situation d'urgence, il est important d'être conscient de votre état mental et physique, surtout en cas de stress.

Une approche calme et attentive est essentielle pour construire une relation de confiance entre le sauveteur et les personnes présentes ; Ce n'est qu'ainsi, en fait, que vous pourrez donner et recevoir des indications qui vous permettront de mieux gérer la situation.

Apprendre à garder vos émotions et vos réactions sous contrôle vous permet également de vous concentrer complètement sur la victime de l'accident, sans que l'esprit ne soit distrait par des facteurs négatifs tels que le stress, la peur ou l'anxiété.

Dans ces cas, l'approche doit être empathique, mais en même temps sûre et déterminée, afin que la victime et les témoins soient disponibles pour fournir des informations qui pourraient être cruciales pour déterminer le type d'intervention nécessaire.

En résumé, les éléments clés pour aborder efficacement les Premiers secours sont les suivants :

- **Restez calme** tout le temps,
- **Soyez conscient** des risques possibles pour les personnes présentes,
- **Construire et entretenir une relation de** confiance avec la victime et les témoins,
- **Donner un premier traitement** selon la situation,
- **Contactez les numéros d'urgence.**

1.1.2 L'importance de garder son calme

Garder son calme, surtout dans les circonstances les plus graves, est la partie la plus difficile. Pour cette raison, il est important que vous soyez honnête avec vous-même et que vous évaluiez quelles situations pourraient causer du stress, de l'anxiété ou de la peur. Une fois identifiés, il est nécessaire de réfléchir aux moyens possibles qui peuvent être mis en pratique pour les surmonter. Par exemple, vous pouvez participer à un cours dédié aux premiers secours ou parler à des experts ou des bénévoles qui travaillent à la Croix-Rouge et leur demander comment ils gèrent certaines situations.

L'analyse et le dépassement de ses peurs est une étape strictement personnelle mais nécessaire pour pouvoir aider les personnes en difficulté ou en situation d'urgence.

L'aspect psychologique ne doit pas être sous-estimé car c'est l'élément clé pour établir une relation positive avec la victime. Surtout en cas d'urgence, le corps déclenche des réactions physiques visant à la survie. Il libère des hormones qui pourraient déclencher diverses réactions instinctives telles que l'immobilisation, le désir de fuir ou de réagir. Ce processus provoque une réponse dans le corps qui se traduit souvent par un rythme cardiaque rapide, une respiration rapide et une sensation de chaleur entraînant la transpiration.

Ces symptômes sont ceux des attaques de panique ou lorsque vous vous sentez sous pression et que vous ne savez pas quoi faire. C'est une réaction naturelle et fréquente, en particulier chez les personnes qui n'ont aucune expérience en premiers secours et peuvent donc se sentir dépassées par la situation.

Dans ces cas, il est essentiel de ne pas se laisser emporter par les émotions et d'essayer de mettre en œuvre une approche rationnelle : arrêtez-vous, respirez profondément et réfléchissez à ce qui pourrait aider à se sentir plus calme, à rappeler les priorités des premiers secours et à se concentrer sur elles.

Seul un esprit calme maintient la lucidité nécessaire pour penser clairement.

1.2 Protégez-vous contre les infections

Lorsque vous êtes dans une intervention de Premiers secours, il est important de vous protéger et de protéger la victime contre d'éventuelles infections, en mettant en place toutes les précautions nécessaires pour éviter la transmission de bactéries et de virus entre les personnes impliquées.

Le sang est l'un des principaux moyens de transmission des maladies et des bactéries, il est donc essentiel de faire très attention en cas de plaies ou de coupures, même les moins profondes.

En général, prendre des précautions telles que se laver les mains et porter des gants est suffisant pour assurer une bonne protection, car il n'existe actuellement aucune preuve scientifique indiquant la transmission de virus sanguins par l'haleine.

Il est important d'éviter les perforations à l'aide de seringues et d'aiguilles ou de se couper avec du verre. Si cela se produit, lavez immédiatement la partie du corps avec beaucoup d'eau et consultez un médecin.

1.2.1 Réduire le risque d'infections

Il y a quelques choses que vous devriez garder à l'esprit pour essayer de minimiser le risque possible d'infection parmi les personnes sur les lieux :

- **Ne pas respirer, tousser ou éternuer** près ou sur les plaies,

- **Ne pas entrer en contact direct avec des plaies** ou des vêtements reposant sur la plaie,

- **Couvrez les éventuelles plaies ou coupures** sur vos mains avec un comprimé de plâtre ou de gaze,

- **Lavez-vous les mains et portez des gants jetables.** S'ils ne sont pas disponibles, utilisez des sacs en plastique propres pour couvrir vos mains pendant le bandage de la plaie.

- Si vous avez affaire à de grandes quantités de sang ou de liquides organiques, **portez un tablier en plastique.**

- **Éliminez les déchets** de façon sécuritaire.

1.2.2 Se laver les mains

Dans la mesure du possible, il est préférable de se laver les mains avec du savon avant et après avoir été en contact avec la victime. Les mains doivent être lavées pendant au moins 20 secondes, en faisant attention à toutes les parties : paumes, doigts, poignets et ongles. Si l'eau et le savon ne sont pas disponibles, ils peuvent être remplacés par du gel désinfectant jusqu'à ce que l'eau et le savon soient disponibles.

Comment se laver les mains

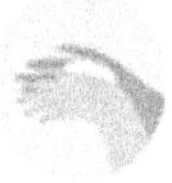

Mouillez vos mains sous l'eau et ajoutez un peu de savons sur la paume.

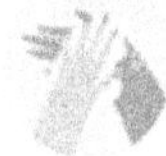

Frottez la paume de la main gauche contre le dos de la main droite et vice versa.

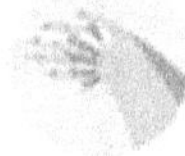

Entrelacez les doigts des deux mains pour qu'ele savon passe entre elles.

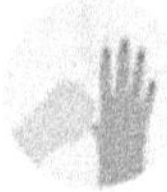

Frottez votre pouce gauche dans la paume de votre main droite et vice versa

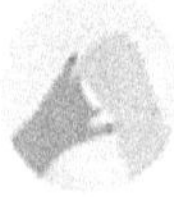

Frottez les doigts et les ongles de la main gauche contre la paume de la main droite et vice versa.

1.2.3 Utilisez des gants de protection

En plus de se laver les mains, l'utilisation de gants jetables vous permet d'augmenter la protection contre d'éventuelles infections, en particulier dans les situations où il y a des fuites de sang ou d'autres fluides corporels. En cas de doute ou d'incertitude, il est recommandé de les porter. Lavez-vous, désinfectez-vous les mains, puis portez un équipement de protection jetable. Ils peuvent être retirés immédiatement après la fin de l'opération, en prenant soin de ne pas toucher les parties externes.

Les gants ne doivent être utilisés que pour aider une seule victime et, s'il y a plusieurs personnes blessées, ils doivent être changés. Enfin, l'utilisation de gants sans latex est recommandée car certaines personnes ont des allergies à ce matériau et peuvent avoir des réactions allergiques entraînant un choc anaphylactique.

Une fois la victime traitée, pour éviter l'infection, il est essentiel d'éliminer les déchets en toute sécurité. Les dispositifs médicaux utilisés doivent être jetés dans un sac spécial et soigneusement scellés. Si des objets tranchants tels que des aiguilles ou des seringues ont été utilisés et que vous n'avez pas de boîte spéciale, vous pouvez les insérer dans un bocal et le sceller.

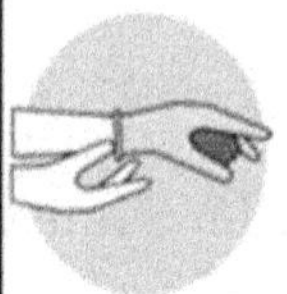

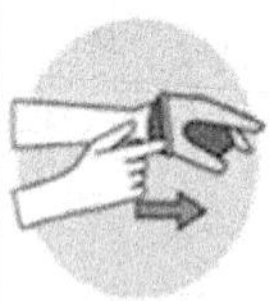

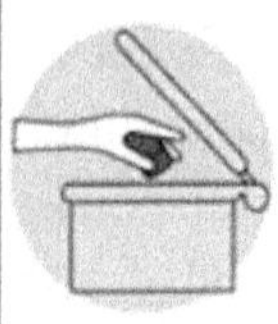

1.3 Interaction avec le sujet

Souvent, les personnes victimes d'un accident ou d'un autre événement qui nuit à leur santé ont peur. La tâche du sauveteur est de rester calme et de prendre en charge la gestion de la situation. Dans le cas où il y a plusieurs victimes, il est important d'identifier la personne ayant les blessures les plus graves et de lui donner la priorité.

1.3.1 Confiance

La première façon d'établir une relation de confiance est de vous présenter et de demander à la personne que vous aidez le nom ou comment elle souhaite être appelée. Répéter son nom lorsqu'on s'adresse au sujet blessé est utile pour le rassurer et le protéger.

Dans le cas où la personne est allongée ou assise, il est conseillé de s'agenouiller ou de s'asseoir à côté d'elle, afin d'être au même niveau et de pouvoir maintenir un contact visuel pendant l'interaction.

Il est essentiel de traiter les blessés avec respect et dignité, en leur expliquant ce qui se passe et quelles seront les prochaines interventions. Il est conseillé d'expliquer la procédure que vous avez l'intention de mettre en œuvre et de leur demander leur consentement ou, si possible, de leur donner le choix. Par exemple, ils peuvent décider de s'allonger ou de s'asseoir.

1.3.2 Communication

En plus d'utiliser des phrases et des mots simples pour la communication verbale, il est important d'utiliser vos sens pour obtenir d'autres informations utiles.

- **Utilisez le contact visuel** pour faire sentir votre présence,

- **Utilisez un ton de voix calme et confiant** afin que les personnes impliquées puissent entendre,

- **Ne parlez pas trop vite,** afin d'éviter les malentendus,

- **Utilisez un langage simple** caractérisé par des phrases courtes et des mots couramment utilisés,

- **hocher la tête et donner des signaux clairs d'écoute** et de compréhension lorsque la victime ou les témoins parlent,

- **Vérifier que le sujet comprend** ce que nous disons et demander son avis pour le confirmer,

- **Utilisez des** gestes calmes, en évitant les mouvements brusques qui pourraient effrayer ou agiter le sujet,

- **N'interrompez pas le sujet,** mais écoutez et répétez ce qu'il dit afin de vous assurer de bien comprendre.

En général, il est important de vérifier comment le sujet réagit à l'intervention. Chaque personne est différente et avec des réactions différentes, pour cette raison, il est essentiel d'observer et de comprendre l'humeur de la victime et d'adapter son comportement avec des actions et des gestes qui génèrent confiance et calme en elle.

Vous devez rester avec le sujet jusqu'à ce que d'autres secours arrivent, que ce soit des amis ou l'ambulance. Même dans les moments d'attente, il est essentiel de s'assurer que la victime ne se sente pas seule ou effrayée en utilisant des gestes et des mots pour la distraire.

Que faire si le sujet refuse l'assistance

Il peut arriver qu'une personne blessée ou malade refuse de l'aide ou de l'assistance, probablement parce qu'elle se sent en colère ou confuse par ce qui s'est passé. Dans ces circonstances, il est important d'être sensible et d'utiliser l'empathie pour faire comprendre au sujet que sa réaction est compréhensible.

Malheureusement, il n'est pas toujours possible d'aider une personne qui a besoin d'aide. Si le sujet continue de refuser l'intervention, il est conseillé de rester à une distance de sécurité jusqu'à ce qu'il donne la permission de s'approcher. Évitez de vous disputer ou de porter des jugements clairs, au contraire il est nécessaire de communiquer calmement pourquoi vous croyez qu'une aide est nécessaire.

Si vous continuez à refuser de l'aide, mais que vous souffrez d'un problème de santé grave, appelez les numéros d'urgence et expliquez ce qui s'est passé. Observez la victime garder vos distances jusqu'à l'arrivée des secours.

1.3.3 Collaboration avec les personnes présentes

Surtout dans les situations d'urgence, il est possible que vous deviez effectuer plusieurs actions en même temps. Dans ces cas, il est possible d'impliquer les personnes présentes qui sont venues demander leur aide pour les tâches les plus simples telles que :

- **Sécuriser la zone en** contrôlant la circulation ou en chassant les curieux,

- **Appelez les numéros d'urgence** pour obtenir de l'aide,

- **Prenez des outils de Premiers secours,** tels qu'une trousse ou un défibrillateur,

- **Aider à préserver l'intimité de la** personne blessée, par exemple en gardant une couverture ou une serviette qui peut la cacher des passants,

- **Vérifiez les saignements** en exerçant une pression sur la zone touchée,

- **Transporter la victime** vers un endroit plus sûr si l'accident s'est produit dans des endroits dangereux, dans la rue par exemple.

Dans tous les cas, il est important de se rappeler que toutes les personnes n'ont pas suivi un cours de secourisme ou lu des livres à ce sujet. Nous devons garder cela à l'esprit car ils peuvent avoir des réactions de stress ou de peur à la situation, dans ces cas, il est bon de les rassurer et de leur donner des indications claires qui peuvent les aider à gérer leurs émotions et à se rendre utiles.

1.3.4 Recueillir des informations utiles

Lors des Premiers secours, il est essentiel de prendre note, même mentalement, des informations obtenues lors de l'intervention afin de pouvoir les signaler aux sauveteurs à leur arrivée.

Par exemple, il est important de garder une trace de l'heure des événements ou de la durée de situations cliniques particulières telles que la perte de conscience ou les saignements.

Vous trouverez ci-dessous une liste d'informations utiles à recueillir lors de la prestation de Premiers secours :

- **Informations de base sur la personne blessée** telles que le nom, la date de naissance, les contacts d'urgence,

- **Dynamique de l'accident ou du** malaise racontée par la victime ou les témoins,

- **Brève description des** blessures ou des traumatismes notés,

- **Un comportement anormal** ou des changements d'attitude sont survenus pendant le traitement,

- **Traitements fournis à la personne blessée,** avec des détails sur les méthodes et le calendrier,

- **Surveillance des signes vitaux,** c'est-à-dire la respiration, les battements cardiaques et l'état de conscience,

- **Antécédents médicaux,** au cas où la victime ou les témoins parleraient de pathologies préexistantes,

- **les médicaments pris par le participant,** s'ils sont communiqués,

- **Contacts personnels,** afin que nous puissions être contactés au cas où de plus amples détails seraient nécessaires.

1.4 Numéros d'urgence de contact

En ce moment en France, il y a trois numéros actifs qui vous permettent de demander une assistance immédiate. Le premier est le 15, le 12, Le 112, également appelé « NUE », le numéro d'urgence unique. Ce dernier est un standard téléphonique qui recueille les appels téléphoniques pour les urgences de toute nature : santé, incendies, situations dangereuses, etc. Dans ce cas, l'opérateur demandera des informations sur le besoin et dirigera l'appel vers le Service des urgences et des urgences médicales.

Dans les deux cas, l'appel est gratuit et il est important de ne pas raccrocher jusqu'à ce que l'opérateur le dise explicitement. Dans le cas où cette tâche a été confiée à une autre personne, il est nécessaire d'expliquer clairement l'importance de l'appel téléphonique, en l'invitant à rapporter tout ce qui est dit pendant la conversation. Dans la mesure du possible, activez le haut-parleur afin qu'il soit plus facile de suivre les instructions du professionnel de la santé.

Les appels aux numéros d'urgence suivent des protocoles précis qui nécessitent qu'une série de questions standard soient posées aux appelants.

Plus précisément, les informations demandées sont les suivantes :

- **Ce qui** s'est passé, à savoir des détails sur la dynamique de l'accident,

- **Le lieu où il s'est produit,** l'adresse ou le lieu exact où l'événement s'est produit,

- **Numéro de téléphone** à contacter en cas de besoin,

- **Nombre de personnes impliquées,** en cas d'accident et non de malaise,

- **Sexe de la personne blessée,**

- **Âge des blessés,**

- **État de conscience** des blessés,

- **Capacité** respiratoire des blessés.

Pendant la conversation, il est essentiel de rester calme et de répondre aux questions de manière claire et précise. Restez en ligne jusqu'à ce que l'opérateur vous dise que vous pouvez clore la conversation, car il pourrait avoir besoin d'informations supplémentaires pour activer correctement le sauvetage.

En attendant, il est important de s'assurer de garder la zone libre de voitures ou de personnes. Dans le cas où il fait nuit et que des secours ont été demandés dans une maison, il est conseillé d'allumer les lumières extérieures et de signaler clairement la maison.

Quand appeler les numéros d'urgence :

✓ Maladie grave

✓ Accident de la route, domestique, au travail, sportif, etc.

✓ Hospitalisations d'urgence

✓ Situations avec danger présumé ou certain pour la vie

Quand appeler les numéros d'urgence :

✗ Hospitalisations non urgentes

✗ Situations non urgentes où il n'y a pas de dangers

1.5 Réactions postopératoires

Pour beaucoup de gens, apprendre les techniques de Premiers secours signifie être conscient que vous pouvez faire une différence dans la vie des autres.

Aider quelqu'un dans le besoin peut, sans aucun doute, générer une série de réactions et d'émotions positives. D'autre part, cela peut nécessiter d'être dans des situations stressantes avec un fort impact émotionnel et qui peuvent nuire à la santé psychophysique.

Chaque personne réagit différemment, et certaines personnes sont plus sensibles que d'autres. Apprendre à se comprendre et à reconnaître les émotions est une étape nécessaire pour trouver la meilleure solution pour maintenir l'équilibre intérieur.

Les premiers secours peuvent être une expérience très puissante d'un point de vue émotionnel. Dans tous les cas, après avoir aidé le sujet en difficulté, en fonction de la situation et du type d'accident, il est possible de ressentir un mélange d'émotions allant de la satisfaction, de la confusion, de la tristesse, de l'inquiétude, de la peur.

Des flashs pourraient apparaître qui amènent à revivre la situation à laquelle nous sommes confrontés. Dans ces cas, il est utile d'en parler avec quelqu'un en qui vous avez confiance, de raconter ce qui s'est passé et les émotions que vous ressentez par rapport à ce qui s'est passé.

Il ne faut pas ignorer les sentiments négatifs, au contraire il est bon de s'ouvrir à des personnes de confiance ou à celles qui ont vécu une expérience similaire. Ceci est particulièrement important si l'opération de Premiers secours n'a pas eu le résultat souhaité malgré avoir fait tout son possible et suivi les procédures correctes.

CHAPITRE 2
Évaluation du sujet

2.1 Principes de base des Premiers secours

Dans le cas où vous vous retrouvez à devoir fournir de l'aide à des personnes malades ou blessées, il est nécessaire de rappeler 3 actions fondamentales et utiles pour éviter d'éventuels retards dans les secours :

- **Comprendre le problème** qui afflige le sujet,

- **Traiter les conditions cliniques** identifiées en donnant la priorité à celles qui sont les plus importantes pour les fonctions vitales,

- **Planifiez les prochaines étapes** telles que l'appel des numéros d'urgence, le choix du type de traitement à fournir ou, dans les cas moins graves, la recommandation de consulter un médecin.

2.2 Méthodes d'évaluation

Lors de l'évaluation de l'état de santé d'une personne, la première étape consiste à vérifier les problèmes qui pourraient mettre en danger la vie de la personne. Ces conditions doivent être abordées une à la fois dans l'ordre suivant : voies respiratoires, respiration, circulation sanguine.

L'évaluation peut être divisée en plusieurs phases que vous pouvez décider d'aborder ou non en fonction de la situation et de la condition de la personne à qui vous offrez du soutien.

Évidemment, dans le cas de situations critiques, la priorité sera de garder le sujet en vie et vous n'aurez ni le temps ni le moyen de lui poser des questions approfondies liées à son passé clinique. Au contraire, dans le cas d'accidents mineurs dans lesquels il n'y a pas de blessures graves, plus de temps sera disponible pour approfondir la situation clinique et la dynamique de l'accident.

2.2.1 Évaluation primaire

L'évaluation primaire est une évaluation initiale rapide du sujet et qui vise à identifier et à traiter les conditions potentiellement mortelles.

Dans les cas d'accidents mineurs où la personne est consciente et n'a que des blessures mineures, cette évaluation sera assez rapide et simple. Dans les cas plus graves, cependant, cela peut prendre plus de temps.

L'approche à suivre est ce qu'on appelle **ABC**, un acronyme qui indique les éléments clés suivants :

- Airways ,Voies respiratoires ;

- Breathing, ou respiration ;

- Circulation, c'est-à-dire la circulation sanguine et les saignements.

2.2.2 Voies respiratoires

Le premier point de l'évaluation nécessite le contrôle des voies respiratoires et de la colonne cervicale du sujet. Plus précisément, il est nécessaire d'observer si les voies du système respiratoire sont ouvertes et si l'air peut circuler correctement. Dans le cas où le sujet est alerte et vous parle, cela signifie que les fonctions fonctionnent correctement. Dans les situations où le sujet est inconscient, il s'agit d'un contrôle essentiel puisque les voies respiratoires pourraient être obstruées. La priorité est toujours de rétablir la bonne circulation de l'oxygène.

2.2.3 Respiration

Le sujet respire-t-il correctement ? Il est important d'observer, d'écouter et de sentir la respiration. Si la victime est consciente et converse normalement, cela signifie que la respiration fonctionne. Dans tous les cas, il est nécessaire de vérifier son rythme et sa profondeur.

Dans le cas de sujets inconscients, l'essoufflement provoquera l'arrêt du rythme cardiaque. Dans ces circonstances, il est essentiel de commencer immédiatement les manœuvres de compression thoracique et de réanimation cardio-pulmonaire (RCR).

2.2.4 Circulation sanguine

Les maladies ou les accidents qui nuisent à la circulation sanguine peuvent avoir des conséquences mortelles. Dans les cas graves, tels que ceux de saignements plus graves, il est nécessaire de donner la priorité au traitement de cette affection plutôt qu'à la respiration et aux voies respiratoires.

2.2.5 Évaluation secondaire

L'évaluation secondaire peut être amorcée lorsque l'état du sujet est stable ou que des mesures ont été prises pour rétablir les fonctions vitales en suivant l'évaluation primaire ABC.

Cette évaluation nécessite d'identifier et d'analyser d'autres blessures mineures sur le corps. Pour procéder, une vérification est effectuée de la tête aux pieds, en posant des questions au sujet ou aux témoins présents sur les lieux.

Il est important de prendre note de tout ce que vous observez, afin que vous puissiez fournir toutes les informations à la rescousse dès son arrivée.

L'évaluation secondaire comprend deux autres étapes de l'évaluation ABC :

- Handicap ou problèmes neurologiques ;
- Examinez ou examinez le sujet.

Les objectifs de ces deux éléments supplémentaires sont de découvrir ce qui a causé l'accident ou le malaise, les symptômes qui l'ont précédé et les signes qui peuvent être trouvés sur le corps de la victime.

2.2.6 Reconstruction

Reconstruire ce qui s'est passé est essentiel pour trouver deux réponses essentielles pour le traitement du patient.

La première réponse est liée à la dynamique qui a causé l'accident et peut être obtenue à partir du sujet ou des témoignages des personnes présentes. Il est important de vérifier que ce qui est dit correspond à la vérité et n'est pas des opinions ou des points de vue subjectifs.

La deuxième réponse est plutôt liée aux antécédents médicaux de la personne impliquée dans l'accident et nécessite de recueillir des informations sur les maladies préexistantes, les conditions physiques, les allergies, les médicaments pris, le dernier repas et l'apparition d'un malaise.

2.2.7 Symptômes

Les symptômes sont les sensations que le sujet éprouve et décrit aux sauveteurs. Nous devons essayer d'obtenir autant de détails que possible, par exemple en identifiant le point exact d'où survient un malaise ou une douleur, s'il s'agit d'un mal constant ou intermittent, s'il est profond ou superficiel, si avec le temps il s'aggrave ou atténue et ainsi de suite.

Souvent, d'autres symptômes tels que nausée, raideur, froid, chaleur ou soif sont également présents. Écoutez attentivement tout ce que le sujet communique.

2.2.8 Signes physiques

Les signes sont représentés par les preuves matérielles présentes sur le corps de la victime de l'accident et peuvent correspondre à des ecchymoses, des hémorragies, des entorses ou des malformations. Pour observer ces signaux, il est nécessaire d'utiliser tous les sens et de comparer la partie blessée du corps avec la partie non blessée.

Dans certains cas, il est possible que le sujet soit incapable d'effectuer des fonctions normales telles que des membres debout ou en mouvement. Observez le problème mais n'intervenez pas tant que l'examen du corps n'est pas terminé : il peut y avoir d'autres conditions qui nécessitent des soins prioritaires que ce qui a été remarqué jusqu'à présent.

2.3 Surveillance des signes vitaux

En attendant de l'aide, il peut être nécessaire de vérifier votre respiration, votre fréquence cardiaque et votre état de conscience. Cette informâtion peut être utile pour détecter le problème ou signaler des changements dans l'état de santé du sujet.

2.3.1 Surveillance de la réactivité

Une maladie ou une blessure peut affecter le cerveau, altérant la capacité d'une personne à répondre à certains stimuli.

La surveillance peut être effectuée en suivant les étapes suivantes :

1. Le sujet est-il éveillé ? Est-ce qu'il est ouvert aujourd'hui et répond correctement aux questions ?

2. Le sujet répond-il à la voix ? Pouvez-vous ouvrir les yeux, suivre les instructions et répondre à des questions simples ?

3. Le sujet réagit-il à la douleur ? Ouvre-t-il les yeux ou se plaint-il si son lobe d'oreille est rétréci ?

4. Le sujet répond-il à un stimulus ou est-il inconscient ?

2.3.2 Control de la respiration

La respiration est un paramètre vital fondamental et pour cette raison, elle doit être surveillée en permanence jusqu'à l'arrivée de l'ambulance. Faites attention aux difficultés respiratoires ou aux bruits anormaux émis lors de l'inhalation ou de l'expiration.

Chez les adultes, la plage de respirations par minute est de 12 à 16, tandis que chez les enfants, elle se situe entre 20 et 30 respirations par minute.

Lorsque vous écoutez et observez la respiration, surveillez les paramètres suivants :

1. **Fréquence :** le nombre de respirations par minute ;

2. **Profondeur :** les respirations sont profondes ou faibles ;

3. **Facilité :** la respiration est fluide ou des difficultés ou des douleurs sont présentes ;

4. **Bruit :** la respiration est calme ou bruyante, type de sons émis.

2.3.3 Control du pouls

Le rythme cardiaque crée des impulsions sanguines qui peuvent être observées ou ressenties dans les artères les plus superficielles, telles que celles présentes dans le cou ou le poignet.

En général, la plage de battements par minute chez les adultes se situe entre 60 et 80, mais il est possible de trouver des impulsions plus élevées chez les enfants et plus faibles chez les adultes sportifs.

La surveillance peut être effectuée à la hauteur du poignet radial ou de l'artère carotide, en plaçant deux doigts dans l'espace qui se trouve entre le muscle du cou et la trachée.

Chez les enfants, la meilleure position pour observer le rythme cardiaque est le brachial et est situé dans la partie interne supérieure du bras, près de l'aisselle.

La surveillance du pouls est toujours effectuée à l'aide des doigts (pouces exclus) et en exerçant une légère pression sur la peau. Les données à vérifier sont les suivantes :

- **Fréquence :** le nombre de battements par minute ;

- **Force :** le battement est fort ou faible ;

- **Rythme :** les battements sont réguliers ou irréguliers.

CHAPITRE 3
Sujets inconscients

Afin de rester en vie, le corps a besoin d'un apport adéquat d'oxygène dans les poumons afin qu'il puisse être transporté vers les cellules du corps avec la circulation sanguine.

La privation d'oxygène, même pour une période de temps limitée, peut causer des dommages au cerveau jusqu'à ce qu'ils atteignent un état d'inconscience, d'essoufflement, d'arrêt cardiaque, jusqu'à la mort.

Compte tenu de ces prémisses, il est essentiel que les voies respiratoires soient toujours maintenues ouvertes et puissent entrer correctement dans l'oxygène nécessaire au corps. La priorité d'une personne qui prodigue les Premiers secours est donc de vérifier s'il y a d'éventuels dommages au système respiratoire et d'intervenir afin que la respiration et la circulation sanguine correctes soient rétablies et maintenues. Dans les cas graves, il est possible de recourir à l'utilisation d'un défibrillateur pour rétablir le rythme cardiaque.

3.1 Respiration et circulation sanguine

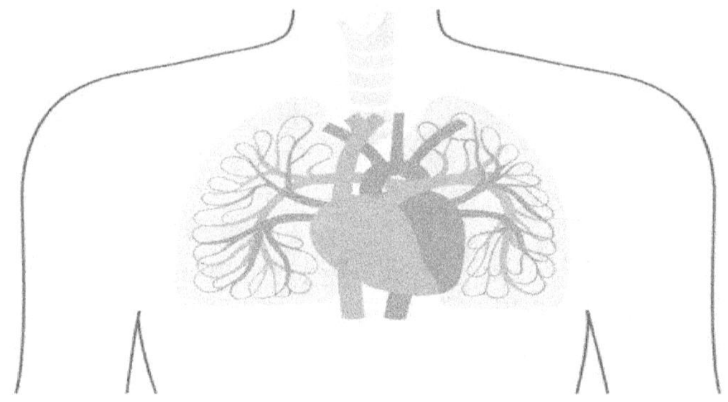

Sans oxygène, les cellules du corps mourraient. Les cellules du cerveau, en fait, ne peuvent survivre que quelques minutes sans oxygène. Chaque fois que nous inspirons de l'oxygène pénètre dans le corps et, après avoir atteint les alvéoles pulmonaires, il est distribué à toutes les cellules de l'organisme par la circulation sanguine. Au cours de ce processus, tous les déchets tels que le dioxyde de carbone sont expulsés par expiration.

Les poumons et le cœur travaillent ensemble pour s'assurer que le corps a toujours suffisamment d'oxygène pour maintenir en vie toutes les cellules et les organes qui font partie du corps.

3.2 Priorité de sauvetage

Nous réaffirmons une fois de plus que, dans le cas de sujets en état d'inconscience, la priorité absolue est de restaurer les fonctions vitales telles que la respiration et le rythme cardiaque.

Chez un adulte pris par un arrêt cardiaque dans les minutes qui suivent, les niveaux d'oxygène dans le sang restent coûteux, il est donc essentiel de donner la priorité aux manœuvres de compression thoracique. Après 2-3 minutes, les niveaux d'oxygène dans le sang diminueront abondamment et il sera donc important de prioriser la ventilation d'urgence. L'union de ces deux manœuvres, à savoir la compression thoracique et la ventilation d'urgence, est appelée **réanimation cardio-pulmonaire,** aussi appelée **RCR.**

En plus de cette approche, il est possible d'utiliser un défibrillateur externe semi-automatique (DEA) capable de fournir des décharges électriques utiles pour restaurer le rythme cardiaque.

Procédures à suivre lors du sauvetage de personnes inconscientes

1. Contactez rapidement les numéros d'urgence;
2. Utiliser la manœuvre de RCR pour rétablir la respiration et la circulation sanguine:
3. Si disponible, utilisez immédiatement un défibrillateur.

3.3 Réanimation cardiorespiratoire chez les adultes

VÉRIFIEZ L'ÉTAT DE CONSCIENCE
Posez des questions simples et bougez doucement les épaules. Y a-t-il une réponse?

Laissez le sujet dans la position où il se trouve et utilisez la ventilation primaire.

VÉRIFIEZ LES VOIES RESPIRATOIRES ET LA RESPIRATION
Poussez la tête vers l'arrière et levez le cou pour ouvrir les voies respiratoires. Contrôlez la respiration. Le sujet respire-t-il?

Si possible, laissez le sujet dans la position dans laquelle il se trouve. Utilisez la ventilation primaire et communiquez avec les numéros d'urgence.

Contactez les numéros d'urgence et, si possible, utilisez un défibrillateur.

COMMENCER LA MANŒUVRE RCR
- 30 compressions thoraciques
- 2 ventilations de secours.
Alternez ces manœuvres (30:2) jusqu'à ce que les secours arrivent ou jusqu'à ce que le sujet montre des signes de conscience.

- Si vous êtes seul, commencez immédiatement la manœuvre RCR sans chercher de défibrillateur.

- Si vous n'êtes pas en mesure de faire une ventilation d'urgence, effectuez uniquement des compressions thoraciques ou demandez au numéro d'urgence de vous guider

3.3.1 Réanimation cardiorespiratoire chez les enfants et les nourrissons

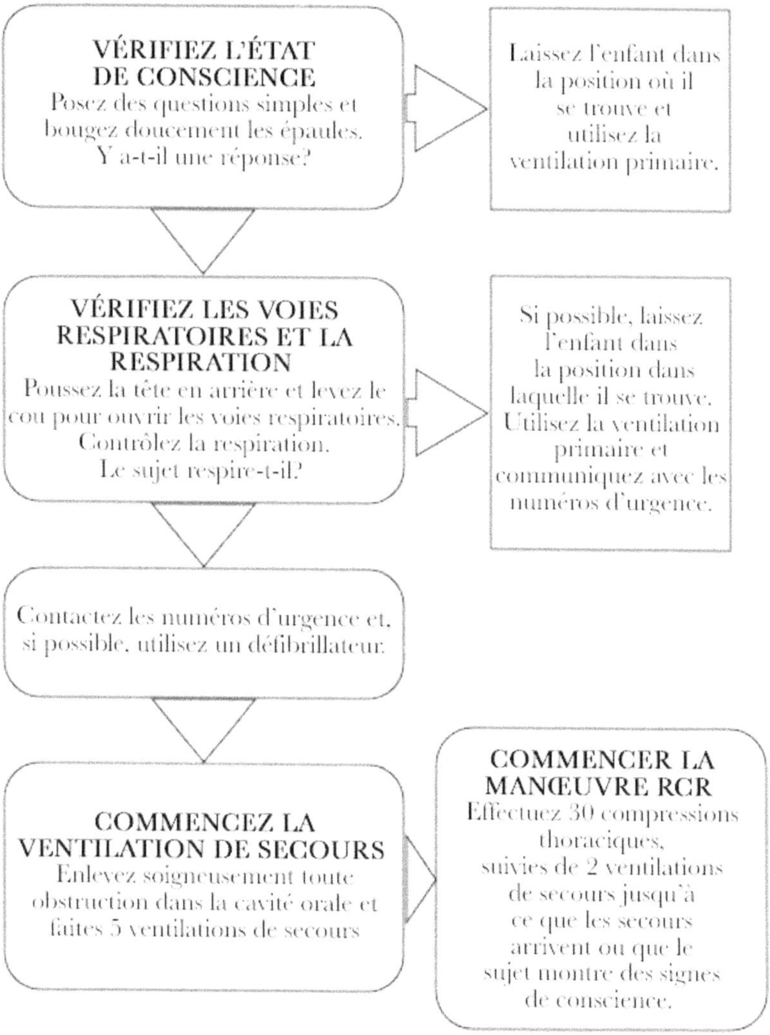

VÉRIFIEZ L'ÉTAT DE CONSCIENCE
Posez des questions simples et bougez doucement les épaules.
Y a-t-il une réponse?

Laissez l'enfant dans la position où il se trouve et utilisez la ventilation primaire.

VÉRIFIEZ LES VOIES RESPIRATOIRES ET LA RESPIRATION
Poussez la tête en arrière et levez le cou pour ouvrir les voies respiratoires.
Contrôlez la respiration.
Le sujet respire-t-il?

Si possible, laissez l'enfant dans la position dans laquelle il se trouve. Utilisez la ventilation primaire et communiquez avec les numéros d'urgence.

Contactez les numéros d'urgence et, si possible, utilisez un défibrillateur.

COMMENCEZ LA VENTILATION DE SECOURS
Enlevez soigneusement toute obstruction dans la cavité orale et faites 5 ventilations de secours

COMMENCER LA MANŒUVRE RCR
Effectuez 30 compressions thoraciques, suivies de 2 ventilations de secours jusqu'à ce que les secours arrivent ou que le sujet montre des signes de conscience.

3.4 Manœuvres pour un sujet adulte inconscient

3.4.1 Placez le sujet dans la position de sécurité

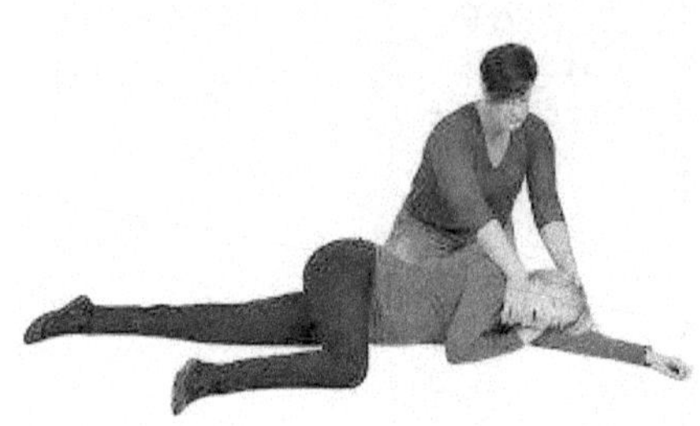

1. Agenouillez-vous près du sujet et retirez tous les objets qui pourraient vous gêner, tels que les clés, le portefeuille, le téléphone ou d'autres objets pointus.

2. Placez les deux jambes dans une position étirée. Prenez le bras le plus près et éloignez-le du corps du sujet, en le plaçant avec le coude plié et la paume de la main vers le haut.

3. Amenez le bras le plus éloigné au-dessus de la poitrine du sujet et placez le dos de la main près de la joue opposée. Avec l'autre main, saisissez la jambe la plus éloignée au point au-dessus du genou et poussez-la du côté opposé du corps.

4. Tenez la main du sujet contre la joue et placez la jambe saisie à l'étape précédente sur le sol. Le sujet doit maintenant être en position latérale, face au sauveteur.

5. Ajustez la jambe qui est plus haute, en la positionnant de manière à ce que le genou forme un angle de 90°.

6. Inclinez la tête et le menton du sujet, en vous assurant que les voies respiratoires restent libres.

3.4.2 Effectuer la manœuvre de RCR

1. Agenouillé près du sujet à hauteur de sa poitrine. Placez la paume d'une main au centre de la poitrine du sujet.

2. Posez la paume de votre autre main dessus, croisez les doigts des deux mains et assurez-vous que vos doigts sont éloignés de vos côtes.

3. Positionnez-vous au-dessus du sujet avec les bras tendus et poussez verticalement sur le sternum, en enfonçant la poitrine d'environ 5-6 cm. Relâchez la pression sans retirer les mains de la poitrine du sujet, en attendant que la poitrine revienne à la position normale avant de procéder à la compression suivante.

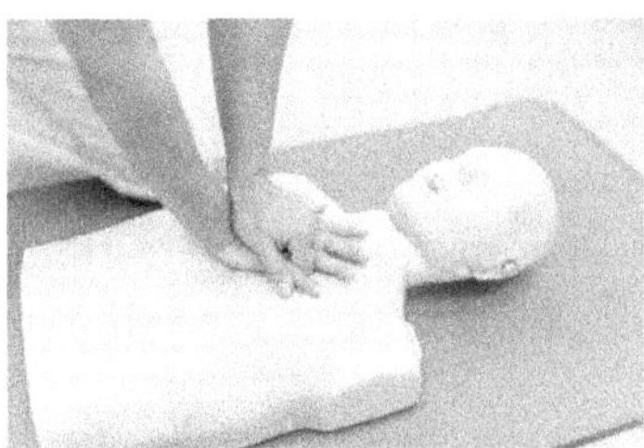

4. Comprimez la poitrine 30 fois en suivant un rythme de 100/120 compressions par minute.

5. Déplacez-vous vers la tête du sujet et vérifiez que les voies respiratoires sont dégagées. Placez deux doigts sous le bout du menton et avec l'index et le pouce de l'autre main fermez doucement les narines.

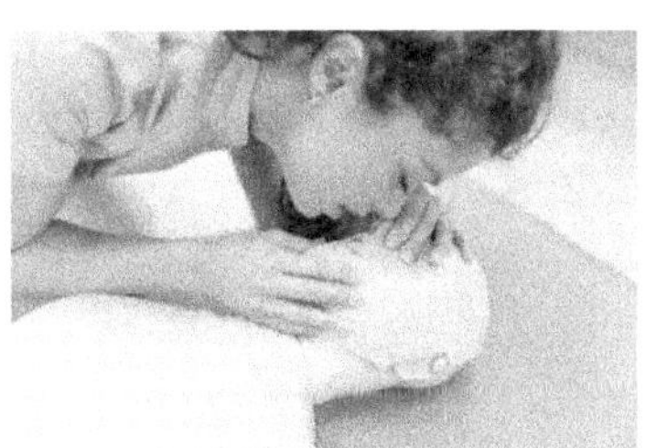

6. Ouvrez la bouche du sujet et placez les lèvres sur le dessus. Soufflez dans la bouche du sujet jusqu'à ce que vous remarquiez le soulèvement de la poitrine. Cette étape prend généralement environ une seconde.

7. En gardant la tête du sujet en arrière et le menton levé, regardez la poitrine plus basse. Effectuez une autre ventilation d'urgence.

8. Répétez le cycle à un rythme de 30 :2, ou 30 compressions thoraciques et 2 ventilations de détresse, jusqu'à ce que le sujet montre des signes de conscience.

3.4.3 Effectuer la manœuvre de RCR avec seulement une compression thoracique

Si aucune formation particulière n'a été suivie pour effectuer la manœuvre de RCR complète avec ventilation d'urgence, il est possible de se limiter aux compressions thoraciques.

1. Vérifiez l'état de conscience en secouant doucement les épaules du sujet, en parlant ou en donnant des instructions.

2. Ouvrez les voies respiratoires du sujet en plaçant une main sur le front et en repoussant légèrement la tête vers l'arrière. Cela devrait ouvrir la bouche.

3. Contrôlez la respiration en observant et en écoutant les signaux d'inspiration et d'expiration. Si le sujet respire, effectuez l'évaluation primaire et placez-le en position de sécurité latérale. Si la respiration n'est pas présente, contactez immédiatement les numéros d'urgence et commencez les compressions thoraciques.

4. Agenouillez-vous à la hauteur de la poitrine du sujet et placez la paume de la main au centre de la poitrine et posez l'autre sur le dessus, en croisant les doigts des deux mains et en vous assurant que les doigts sont éloignés des côtes.

5. Positionnez-vous au-dessus du sujet avec les bras tendus et poussez verticalement sur le sternum, en enfonçant la poitrine d'environ 5-6 cm. Relâchez la pression sans retirer vos mains de la poitrine du sujet, en attendant que la poitrine revienne à sa position normale avant de procéder à la compression suivante.

6. Comprimez la poitrine en suivant un rythme de 100/120 compressions par minute jusqu'à l'arrivée des secours.

3.4.1 Manœuvres pour un enfant inconscient de plus de 12 mois

Vérifiez l'état de conscience

Tout d'abord, posez à l'enfant des questions claires et bruyantes avec des phrases telles que « Que s'est-il passé ? », « Ouvrez les yeux ». Essayez de secouer doucement vos épaules pour vérifier la réactivité.

En cas d'état conscient :

1. Si la zone est sécuritaire et qu'il n'y a pas d'autres dangers, laissez votre enfant dans la position où il se trouve et utilisez l'évaluation primaire pour identifier les blessures ou les conditions qui nécessitent un traitement.

2. Surveillez et suivez les signes vitaux jusqu'à l'arrivée des secours ou jusqu'à ce que votre enfant soit complètement rétabli.

En cas d'inconscience :

1. Demandez de l'aide, contactez les numéros d'urgence et laissez votre enfant dans la position où il se trouve. Ouvrez les voies respiratoires.

2. S'il n'est pas possible d'ouvrir les voies respiratoires dans la position où se trouve l'enfant, tournez l'enfant en décubitus dorsal et utilisez la technique d'ouverture des voies respiratoires illustrée au paragraphe suivant.

Ouvrez les voies respiratoires

1. Placez une main sur le front de l'enfant et repoussez doucement la tête en arrière. Cela entraînera l'ouverture de la bouche.

2. Placez deux doigts de l'autre main sous le menton et soulevez doucement le menton du bébé.

3. Contrôlez la respiration.

Contrôlez votre respiration

Avant cette étape, il est nécessaire de garder les voies respiratoires ouvertes pendant au moins 10 secondes et d'écouter le son de l'inhalation ou d'observer les mouvements de la poitrine.

Si l'enfant respire :

1. Utilisez l'évaluation primaire pour identifier les conditions ou les blessures qui doivent être traitées.

2. Placez votre enfant en position de sécurité latérale et, si nécessaire, contactez les numéros d'urgence.

3. Surveillez les signes vitaux jusqu'à l'arrivée des secours.

1. Demandez à quelqu'un de contacter les numéros d'urgence. Si vous êtes seul pour effectuer la manœuvre de RCP pendant au moins une minute, contactez le 15 ou le 12 en utilisant la fonction mains libres.

2. Commencez la manœuvre de RCR avec 5 ventilations de sauvetage.

Placez l'enfant dans la position latérale sûre

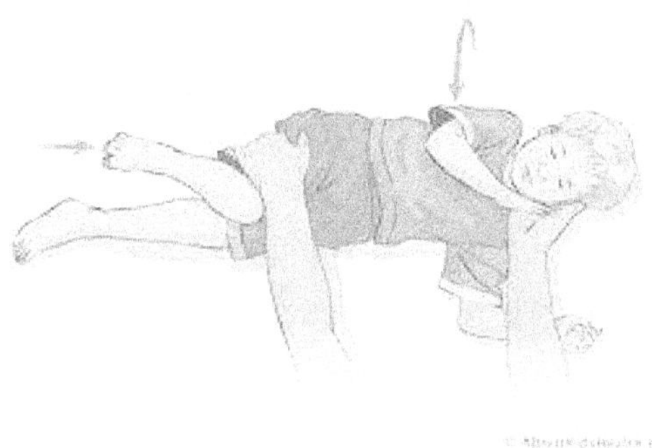

1. Agenouillez-vous à côté de l'enfant et enlevez tous les objets qui pourraient vous gêner.

2. Étirez les deux jambes de l'enfant. Prenez le bras le plus près et éloignez-le du corps de l'enfant, en le plaçant avec le coude plié et la paume de la main vers le haut.

3. Amenez le bras le plus éloigné au-dessus de la poitrine de l'enfant et placez le dos de sa main près de la joue opposée. Avec l'autre main, saisissez la jambe la plus éloignée au point au-dessus du genou et poussez-la du côté opposé.

4. Tenez la main de l'enfant contre la joue et posez la jambe saisie dans le passage précédent sur le sol. L'enfant devrait maintenant être en position latérale.

5. Ajustez la jambe qui est plus haute, en la positionnant de manière à ce que le genou forme un angle de 90°.

6. Inclinez la tête et le menton du bébé vers l'arrière, en vous assurant que les voies respiratoires restent libres.

Effectuer la manœuvre de RCR

1. Vérifiez que les voies respiratoires sont dégagées, en repoussant le front du bébé et en tenant le menton vers le haut avec deux doigts de l'autre main.

2. Enlevez tous les objets qui pourraient obstruer le passage de l'air.

3. Fermez les narines du bébé avec deux doigts et laissez la bouche s'ouvrir légèrement.

4. Avant de vous approcher de la bouche du bébé, respirez longuement et profondément tout en retenant l'air à l'intérieur des poumons. Ensuite, approchez-vous des lèvres du bébé et soufflez avec force l'air dans sa bouche. La poitrine devrait se lever.

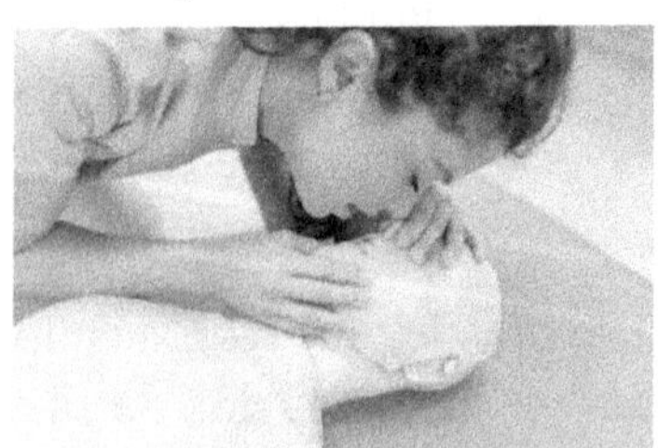

5. Vérifiez que la poitrine s'abaisse à nouveau. Si c'est le cas, la ventilation d'urgence a réussi. Répétez 5 fois.

6. Tenez-vous à genoux près de la poitrine de votre enfant et posez la paume inférieure de votre main au centre de la poitrine de votre enfant.

7. Placez-vous au-dessus de l'enfant avec vos bras tendus et poussez la partie inférieure de votre paume verticalement sur votre sternum. Comprimez la poitrine pendant au moins un tiers, relâchez la pression et attendez que la poitrine revienne à la position normale avant de procéder à la compression suivante.

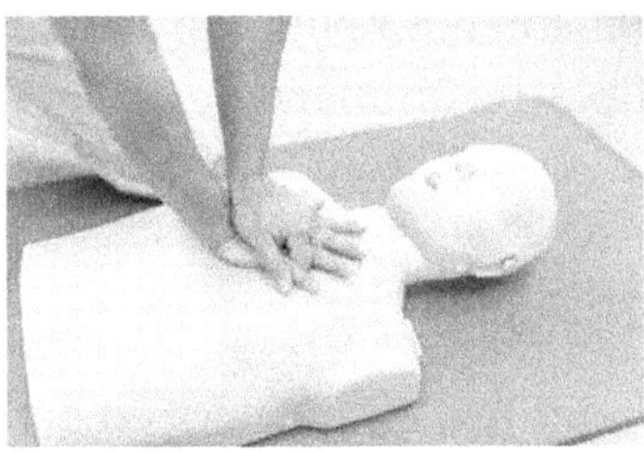

8. Comprimez la poitrine 30 fois en suivant un rythme de 100/120 compressions par minute.

9. Retournez à la tête de l'enfant et effectuez deux autres ventilations de secours.

10. Répétez le cycle à un rythme de 30 :2, soit 30 compressions thoraciques et 2 ventilations de secours, jusqu'à l'arrivée des secours ou jusqu'à ce que l'enfant montre des signes de conscience.

Effectuer la manœuvre de RCR avec seulement une compression thoracique

1. Agenouillez-vous près de l'enfant à hauteur de la poitrine et placez la partie inférieure de la paume de la main au centre de sa poitrine.

2. Positionnez-vous au-dessus de lui avec vos bras tendus et appuyez sur la poitrine pendant au moins un tiers. Lâchez la pression et attendez que la poitrine revienne à sa position initiale.

3. Répétez les compressions à un rythme de 100/120 par minute jusqu'à ce que les secours arrivent ou jusqu'à ce que l'enfant reprenne conscience.

3.4.2 Manœuvres pour un enfant inconscient de moins de 12 mois

Vérifiez l'état de conscience

Vérifiez la réactivité du nouveau-né en touchant la plante de ses pieds, en appelant son nom pour vérifier ses réactions. Secouer le nouveau-né n'est pas recommandé.

En cas d'état conscient :

1. Utiliser l'évaluation primaire pour identifier et traiter les conditions qui nécessitent un soulagement immédiat,

2. Si nécessaire, contactez les numéros d'urgence. En attendant leur arrivée, surveillez les paramètres vitaux du nouveau-né.

En cas de non-réactivité :

Demandez immédiatement de l'aide et placez l'enfant en décubitus dorsal pour effectuer la procédure d'ouverture des voies respiratoires.

Ouvrez les voies respiratoires

1. Placez une main sur le front du nouveau-né et, très doucement, repoussez sa tête en arrière ;

2. Placez un doigt de l'autre main sous le menton du bébé et appuyez doucement vers le haut. Ne poussez pas excessivement car cela pourrait bloquer les voies respiratoires.

3. Vérifiez si le bébé respire.

Vérifiez la respiration

Garder les voies respiratoires ouvertes, observer et écouter la présence de la respiration. Vous pouvez remarquer que la poitrine bouge ou entendre le son.

Si votre bébé respire :

1. Utiliser l'évaluation primaire pour identifier les blessures ou les conditions les plus graves qui nécessitent une assistance immédiate ;

2. Gardez l'enfant dans une position de sécurité en surveillant les signes vitaux jusqu'à l'arrivée des secours.

Si le bébé ne respire pas :

1. Contactez immédiatement les numéros d'urgence. Si vous êtes seul, avant de passer l'appel téléphonique, effectuez la manœuvre de RCR pendant au moins une minute. Contactez ensuite les secours à l'aide de la fonction mains libres.

2. Commencez la manœuvre de RCR avec 5 ventilations de sauvetage.

Placez le bébé dans une position de sécurité

1. Bercez le bébé dans vos bras tout en gardant la tête baissée. Cette position est importante pour éviter le risque d'étouffement causé par la langue ou de vomissements.

2. Surveillez les signes vitaux jusqu'à l'arrivée des secours.

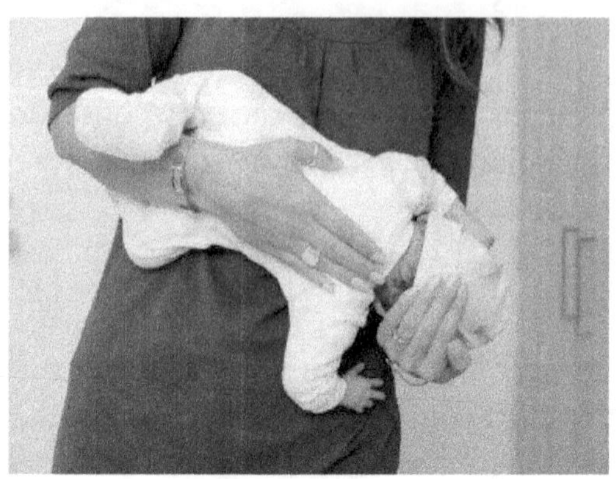

Effectuer la manœuvre de RCR

1. Vérifiez que les voies respiratoires sont libres, en repoussant le front du nouveau-né et en tenant le menton vers le haut avec le bout du doigt de l'autre main.

2. Enlevez toute obstruction dans la cavité buccale.

3. Avant de vous approcher du nouveau-né, prenez une longue et profonde respiration en retenant tout l'air à l'intérieur des poumons. Ensuite, placez les lèvres sur le nez et la bouche du nouveau-né, de manière à sceller les deux cavités. Soufflez de l'air dans les voies respiratoires du bébé. La poitrine devrait se lever.

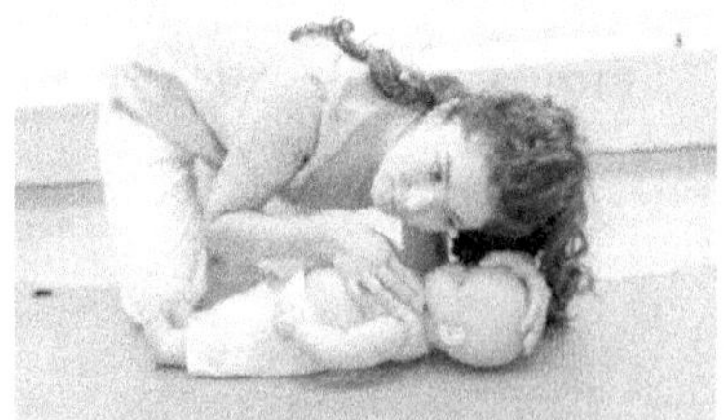

4. Vérifiez que la poitrine revient à sa position initiale. Si c'est le cas, la ventilation d'urgence a réussi. Répétez 5 fois.

5. Placez deux doigts au centre de la poitrine du bébé. Appuyez verticalement sur son sternum, en le comprimant d'au moins un tiers. Attendez que le coffre revienne à sa position initiale avant de procéder à la compression suivante.

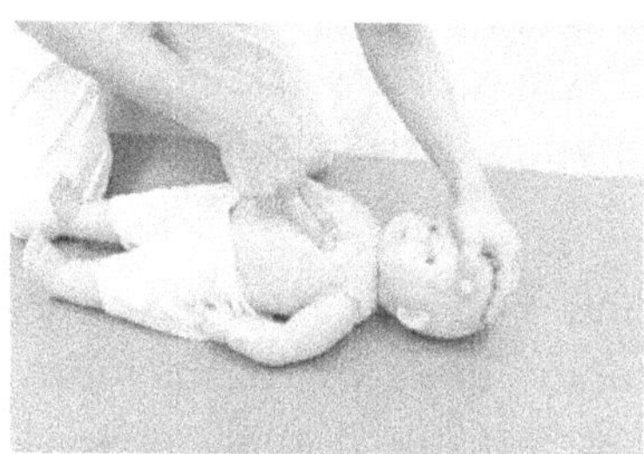

6. Comprimez la poitrine 30 fois en suivant un rythme de 100/120 compressions par minute.

7. Retournez à la tête du bébé et effectuez deux autres ventilations de secours.

8. Répétez le cycle à un rythme de 30 :2, soit 30 compressions thoraciques et 2 ventilations de secours, jusqu'à l'arrivée des secours ou jusqu'à ce que l'enfant montre des signes de conscience.

Effectuer la manœuvre de RCR avec seulement une compression thoracique

Il est toujours préférable d'effectuer une manœuvre de RCR complète avec compressions et ventilations de sauvetage. Si vous n'êtes pas formé ou incapable de faire une ventilation d'urgence, vous pouvez opter pour une manœuvre de RCR qui ne comprend que des compressions thoraciques. Dans tous les cas, contactez immédiatement les numéros d'urgence et laissez-vous guider par téléphone pour effectuer la manœuvre correctement.

3.5 Utilisation du défibrillateur

L'arrêt cardiaque se produit lorsque le cœur s'arrête. La cause la plus fréquente est un rythme cardiaque anormal, connu sous le nom de fibrillation ventriculaire. Cette anomalie peut survenir lorsque le muscle cardiaque a été endommagé à la suite d'une crise cardiaque ou d'un manque d'oxygène.

Dans ces situations, le défibrillateur peut être utilisé, un instrument qui peut réactiver le rythme du rythme cardiaque grâce à la libération de décharges électriques. L'appareil ne peut être utilisé que sur des adultes et des enfants de plus de 12 mois.

De nos jours, les défibrillateurs sont présents dans de nombreux lieux publics et peuvent être utilisés en toute sécurité, même par des personnes qui n'ont pas été formées auparavant. La machine, en effet, est capable d'analyser le rythme cardiaque du sujet et, étape par étape, de fournir des indications vocales et / ou écrites sur l'action à effectuer.

3.5.1 Comment utiliser un défibrillateur

1. Allumez la machine et retirez les plaques de l'emballage. Enlevez ou coupez les vêtements afin d'avoir un accès complet à la poitrine.

2. Fixez la première plaque à la partie supérieure droite de la poitrine, juste en dessous de la clavicule.

3. Placez la deuxième plaque sur le côté gauche de la poitrine, juste en dessous de la zone axillaire. En cas de doute, consultez les instructions. Chaque plaque est accompagnée d'une image qui indique précisément où elle doit être placée.

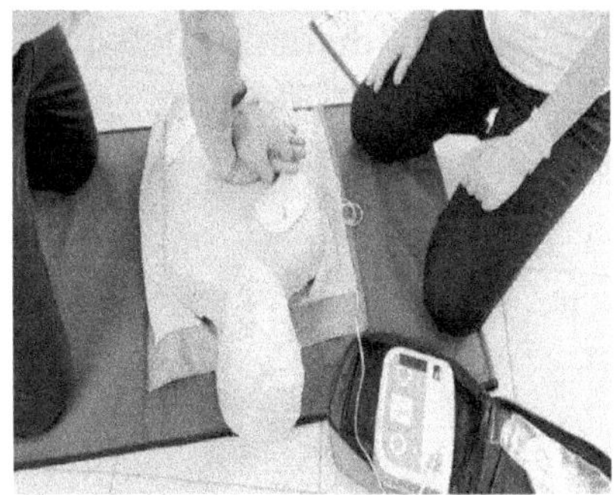

4. Le défibrillateur commencera l'analyse du rythme cardiaque. À ce stade, il est important de veiller à ce que personne ne touche la victime.

5. Suivez les instructions vocales ou écrites qui seront fournies par le défibrillateur.

6. Si le sujet reprend conscience, laissez les plaques attachées à la poitrine jusqu'à l'arrivée des secours.

3.5.2 Placement de plaques de défibrillateur sur les enfants

Les défibrillateurs standard pour adultes peuvent être utilisés sur les enfants de plus de 8 ans. Pour les enfants âgés de 1 à 8 ans, les défibrillateurs pédiatriques sont fabriqués avec des plaques spéciales. S'ils ne sont pas disponibles, un défibrillateur pour adultes peut être utilisé.

Dans les défibrillateurs pédiatriques, la première plaque doit être placée au centre du dos de l'enfant, tandis que la seconde au centre de la poitrine. Les deux plaques doivent être situées verticalement.

3.5.3 Avertissements

La présence de vêtements ou de bijoux pourrait interférer avec les plaques, il est donc important d'enlever tout objet qui pourrait nuire au bon fonctionnement du défibrillateur. Tous les vêtements contenant du métal, tels que les soutiens-gorges avec armatures, doivent être enlevés.

De même, si les poils sur la poitrine ne permettent pas l'adhérence entre les plaques et la peau, il est nécessaire de les enlever. Un autre élément qui peut réduire la puissance du défibrillateur est l'eau, il est donc essentiel de s'assurer que la poitrine est sèche de la sueur ou de l'eau.

Certaines personnes atteintes de maladies préexistantes peuvent avoir des stimulateurs cardiaques ou d'autres dispositifs internes. Le défibrillateur peut également être utilisé dans ces cas, mais si vous êtes en mesure d'identifier l'appareil, évitez de placer les plaques directement sur le stimulateur cardiaque.

Il n'y a pas de contre-indications à l'utilisation du défibrillateur sur les femmes enceintes.

3.5.4 Que faire lorsque les secours arrivent

Continuez à suivre les instructions du défibrillateur jusqu'à ce que les sauveteurs prennent la situation en main.

À leur arrivée, il est important de leur donner des informations importantes pour le traitement correct du sujet, en particulier :

- État actuel du sujet (état de conscience, respiration, etc.) ;
- Nombre de chocs électriques fournis ;
- Moment de l'effondrement et combien de temps le sujet a été inconscient ;
- Détails ou conditions préexistants.

CHAPITRE 4
Accidents

4.1 Mesures à prendre en cas d'urgence

En cas d'urgence, il est essentiel de suivre un plan d'action clair qui permette d'ordonner correctement les priorités du moment.

Les principales étapes sont les suivantes :

1. Évaluation de la situation

2. Sécuriser la zone

3. Fournir les Premiers secours

4.1.1 Évaluation de la situation

L'évaluation précise de la situation est l'un des éléments les plus importants dans la gestion d'un incident. La priorité est de rester calme et de prendre les choses en main avec fermeté et empathie.

Dans ces circonstances, il est essentiel d'identifier les risques possibles pour la sécurité et d'évaluer les ressources disponibles. Bien que les accidents puissent être de nature diverse, tels que les accidents de la route, les incendies ou les noyades, tous doivent être traités selon le même processus, à savoir :

- Sécurité. Y a-t-il encore des dangers ? Portez-vous du matéricl de protection ?

- Lieu. Quels sont les facteurs impliqués dans l'accident et quels mécanismes ont causé les blessures ? Quels autres dommages potentiels peuvent-ils causer ?

- Situation. Que s'est-il passé ? ? Combien de personnes sont impliquées ? Y a-t-il des personnes âgées ou des enfants ?

4.1.2 Sécurisez la zone

Il peut souvent arriver que les conditions qui ont causé un accident soient toujours actives et puissent entraîner d'autres dangers. Dans ces situations, il est nécessaire de les éliminer dès que possible ; Cela pourrait être aussi simple que d'éteindre la voiture ou d'ouvrir les fenêtres.

Lorsqu'il est disponible, n'oubliez pas d'utiliser un équipement de protection. S'il n'est pas possible de sécuriser la zone, vous devez immédiatement appeler les numéros d'urgence, demander de l'aide et rester à une distance de sécurité de la zone dangereuse.

4.1.3 Fournir les Premiers secours

Une fois la zone sécurisée, les Premiers secours peuvent être fournis. La première étape consiste à poser les questions essentielles à la victime pour comprendre le type de traitement nécessaire, en donnant la priorité aux conditions les plus graves ou les plus risquées pour sa santé.

Si possible, il est conseillé de traiter le sujet directement à l'endroit où il se trouve, sans le déplacer. Ne bougez que si vous êtes dans une situation dangereuse.

Demandez l'aide de témoins ou de passants, afin qu'ils puissent aider aux opérations de sauvetage et contactez le 112.

4.2 Accidents de la route

Il existe des accidents de la route de toutes sortes, des plus graves comme une chute à vélo, aux plus graves dans lesquels plusieurs véhicules sont impliqués. Dans la plupart des cas, la zone dans laquelle ils ont lieu est potentiellement dangereuse en raison de la circulation.

Dans ces situations, le plus important est de sécuriser la zone, avant même d'aider les blessés. Ceci, en fait, permettra de protéger toutes les personnes impliquées des moyens qui pourraient arriver à pleine vitesse.

Lorsque la zone est sécurisée à l'aide de panneaux appropriés, il sera possible de se consacrer à l'évaluation des conditions médicales des personnes impliquées dans l'accident.

Apporter un soulagement en donnant la priorité aux personnes les plus graves et, dans l'intervalle, demander aux personnes sur place d'appeler les numéros d'urgence en fournissant toutes les informations nécessaires telles que le nombre de personnes impliquées, leur âge et le type de blessures qu'elles ont signalées.

4.2.1 Sécurisez la zone

Il y a un certain nombre de choses à garder à l'esprit pour rendre la zone d'un accident de la circulation sûre.

- **Garez-vous dans un endroit sûr.** Placez la voiture loin du lieu de l'accident, avec les feux de détresse activés et portez le gilet réfléchissant.

- **Placez les triangles d'urgence**. Ils doivent être placés à au moins 45 mètres du lieu de l'accident dans les deux sens. Les passants peuvent vous aider.

- **Vérifiez les véhicules.** Assurez-vous que les véhicules impliqués sont en sécurité, éteignez ceux qui sont encore allumés.

- **Stabiliser les moyens impliqués**. S'il y a des véhicules renversés ou dangereux, enclenchez le frein à main et la vitesse et verrouillez les roues à l'aide de pierres ou d'autres éléments lourds.

- **Faites attention aux autres dangers.** Vérifiez la circulation ou la fumée de la collision.

- **Avisez les numéros d'urgence.** En cas de fuite de diesel, les véhicules impliqués transportent des matières dangereuses ou d'autres dangers potentiels.

4.2.2 Assistance aux blessés

Vérifiez rapidement toutes les personnes blessées dans l'accident et donnez la priorité aux plus graves. Si une personne impliquée peut se déplacer et n'a aucun problème à sortir du véhicule, il est possible de la sortir de manière autonome. Si ce n'est pas le cas, il est conseillé de fournir les Premiers secours en le laissant dans la position dans laquelle il se trouve : une personne impliquée dans un accident de la route peut avoir subi des dommages au cou ou à la colonne vertébrale, il est donc important de soutenir la tête et le cou en attendant l'arrivée de l'ambulance.

Dans ces situations, il est également important de vérifier les zones voisines, car quelqu'un peut avoir été jeté hors de la voiture ou s'en être éloigné en état de choc.

Dans le cas où il y a des personnes piégées, il est nécessaire d'attendre l'arrivée du service d'incendie en surveillant les paramètres vitaux.

4.3 Incendie

Les flammes se propagent très rapidement, de sorte que la priorité dans ces circonstances est de sécuriser les personnes à risque. Si vous êtes dans un bâtiment, activez l'alarme incendie la plus proche et, à moins que cela ne ralentisse l'évacuation, appelez immédiatement les numéros d'urgence.

4.3.1 Éléments d'un incendie

Le développement d'un incendie nécessite trois éléments : un apprêt, une source d'entretien et de l'oxygène. L'élimination d'au moins un de ces composants peut suffire à apprivoiser les flammes.

- **Retirer les matériaux combustibles** tels que le papier ou le carton de la scène,

- **Couper l'alimentation en oxygène en** fermant la porte de la pièce où les flammes sont présentes ou en couvrant le feu avec une couverture,

- **Éteignez** source qui a déclenché l'incendie.

4.3.2 Sortir d'un bâtiment en feu

En cas de suspicion d'incendie dans un bâtiment, activez immédiatement l'alarme et aidez les personnes à l'intérieur pendant l'évacuation, en prenant soin de ne pas se mettre dans des situations dangereuses.

Fermez les portes derrière vous chaque fois que vous quittez une pièce, afin de ralentir la progression des flammes.

Sortez en suivant les panneaux de sortie de secours et atteignez le point d'évacuation le plus proche. Si vous n'êtes pas au courant du lieu de rendez-vous, suivez les instructions fournies par le personnel de sécurité de la structure.

4.3.3 Vêtements en feu

Si les vêtements d'une personne ont pris feu, les étapes à suivre pour l'aider sont au trois :

1. **Bloquez le sujet** de toute réaction de panique telle que courir, crier ou d'autres mouvements qui peuvent alimenter davantage les flammes.

2. **Invitez le sujet à s'allonger sur le sol** et, si possible, enveloppez-le d'un tissu lourd tel qu'un manteau, un rideau ou un tapis.

Rouler le sujet sur le sol jusqu'à ce que les flammes soient éteintes. Une fois le feu apprivoisé, il sera possible d'aider le sujet à refroidir les brûlures et à les traiter.

Fumées et émanations

Tous les incendies déclenchés à l'intérieur créent une très forte concentration d'air dangereux avec un minimum d'oxygène et pollué par le monoxyde de carbone et d'autres fumées toxiques.

N'entrez jamais dans une pièce engloutie par les flammes. Il s'agit d'une tâche réservée aux pompiers.

Si vous vous retrouvez piégé dans un bâtiment en feu, essayez d'atteindre une pièce située à l'avant du bâtiment et fermez la porte derrière vous. Fermez toutes les ouvertures de porte à l'aide d'un tapis ou d'autres tissus lourds. Enfin, ouvrez la fenêtre et demandez de l'aide. Si vous devez traverser une pièce remplie de fumée, restez bas car l'air au niveau du sol est plus respirable.

Enfin, s'il est nécessaire de s'échapper par une fenêtre, sortez de votre dos en commençant par les pieds, en vous abaissant autant que possible en tenant les bras tendus avant de sauter.

4.4 Incident électrique

Lorsqu'une personne est électrocutée, le passage du courant électrique à l'intérieur du corps peut avoir plusieurs conséquences allant du moindre étourdissement aux problèmes respiratoires ou cardiaques les plus graves. Dans certains cas, l'électricité pourrait causer des brûlures au point où le courant est entré et sorti du corps.

Les principaux facteurs à considérer lors de l'évaluation de la gravité d'un incident électrique sont la tension, le type de courant et le chemin emprunté par la décharge électrique. Par exemple, des tensions plus faibles telles que 240 volts sont courantes dans les maisons ou les bureaux, tandis que dans les usines, vous pouvez trouver des tensions trois ou quatre fois plus élevées.

Le courant peut également être divisé en courant continu ou en courant alternatif. Enfin, son chemin à l'intérieur du corps peut aller de main en main, de main en pied ou de pied à pied.

La plupart des basses tensions à haute tension utilisent le courant alternatif, ce qui peut provoquer des spasmes musculaires ou la sensation de raidissement qui bloque le sujet et l'empêche de quitter l'objet qui cause le choc. Au contraire, le courant continu provoque généralement une seule contraction musculaire importante qui, dans de nombreux cas, finit par faire tomber ou sauter la victime du choc.

4.4.1 Courants haute tension

Entrer en contact avec des courants à haute tension tels que ceux trouvés dans les lignes électriques ou les câbles pourrait être fatal. Ceux qui survivent à ces accidents signalent très souvent de graves brûlures car la température du choc peut atteindre jusqu'à 5 000 degrés.

Dans ces cas, la première chose à faire est de couper le courant afin de s'assurer qu'aucune autre personne n'est blessée.

La victime d'un accident de cette ampleur sera presque certainement inconsciente donc, après avoir sécurisé la zone, il est important de vérifier ses paramètres vitaux, en particulier respiratoires.

4.4.2 Courants basse tension

Cette catégorie comprend l'électricité domestique ou de bureau. Ce type peut également causer de graves dommages ou la mort. La plupart de ces accidents sont causés par des interrupteurs défectueux, des appareils endommagés ou des fils endommagés.

Ils représentent un danger même pour les plus petits qui, pris par curiosité, pourraient insérer des objets ou des doigts à l'intérieur des trous dans les orbites.

Enfin, il est important de ne pas oublier d'éviter tout contact avec des appareils électroniques lorsque vous êtes en présence d'eau, comme dans le cas de mains ou de surfaces mouillées.

4.4.3 Foudre

La foudre naturelle peut être une autre cause d'accidents électriques. Il peut arriver, en effet, qu'une personne qui se trouve près d'un bâtiment ou d'un arbre qui se détache sur le paysage reçoive une partie de la décharge électrique de la foudre.

Heureusement, les coups de foudre ont une très courte durée et ne sont donc généralement pas en mesure de causer de graves dommages à la personne. Néanmoins, il est important d'être prudent car ils pourraient provoquer des vêtements à prendre feu, faire tomber le sujet ou causer des problèmes cardiaques ou respiratoires. Dans tous les cas, invitez toutes les personnes présentes à s'éloigner car un nouvel éclair pourrait arriver.

Comment arrêter le contact avec la source électrique

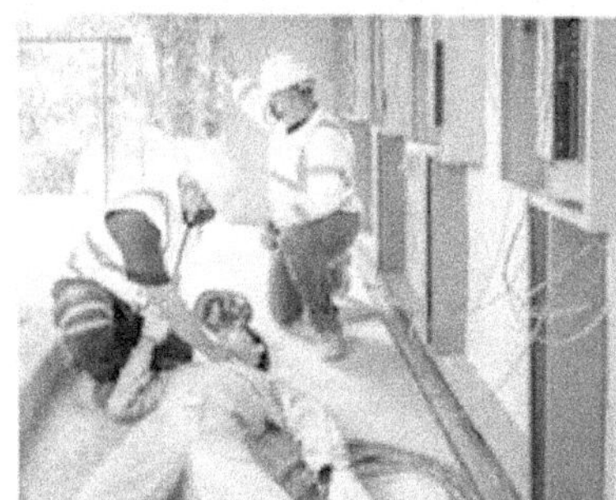

Vérifiez la zone de l'accident sans toucher la victime.

Vérifiez si le sujet est toujours en contact avec la source électrique. Si c'est le cas, il pourrait y avoir un risque d'électrocution.

Éteignez la source électrique et, si possible, coupez le contact entre celle-ci et la victime. Éteignez le compteur central ou retirez la prise.

Une fois que le contact entre la source électrique et la victime a été interrompu, vérifiez rapidement l'état de santé de la victime et contactez les numéros d'urgence.

4.5 Accident d'eau

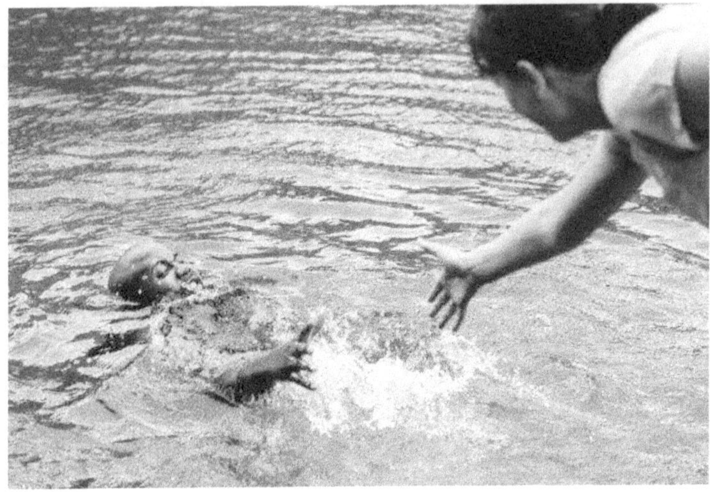

Les accidents dus aux sources d'eau peuvent impliquer des personnes de tout âge, mais la noyade est l'une des principales causes de décès accidentel chez les enfants de moins de 16 ans.

Les enfants peuvent se noyer dans les étangs, les piscines, les baignoires ou dans la mer. Des cas de noyade ont également été enregistrés chez des sujets qui se sont retrouvés à nager dans de forts courants ou qui ont nagé après avoir bu de l'alcool.

Dans le cas où vous vous retrouvez dans la situation de devoir sauver une personne dans un état d'inconscience, il est important de la transporter immédiatement hors de l'eau en la maintenant en position horizontale et en soutenant le cou et la tête. Une fois arrivé sur le continent, vérifiez votre respiration et, si nécessaire, lancez des manœuvres d'urgence.

Dans ces situations, il est important de se rappeler que la priorité n'est pas de se mettre en danger.

Comment sauver une personne à risque de noyade

Rappelez-vous que la priorité est de sortir le sujet à risque de l'eau sans vous mettre en danger.

Si possible, secourez en restant sur la terre ferme et en utilisant des outils tels que des branches, des bâtons ou des cordes qui peuvent être saisis par la personne en danger. Vous pouvez jeter une bouée de sauvetage.

Si vous êtes formé pour le sauvetage et que la victime est inconsciente, vous pouvez nager jusqu'à elle et la tirer hors de l'eau. Si cela n'est pas possible en toute sécurité ou si des personnes spécialement formées ne sont pas présentes, contactez immédiatement les numéros d'urgence.

Dès que la victime est hors de l'eau, protégez-la du vent et vérifiez son état de santé et la présence de conditions typiques de la noyade ou de l'hypothermie.

Surveillez les signes vitaux de la victime et communiquez avec les numéros d'urgence.

CHAPITRE 5
Problèmes respiratoires

5.1 Le système respiratoire

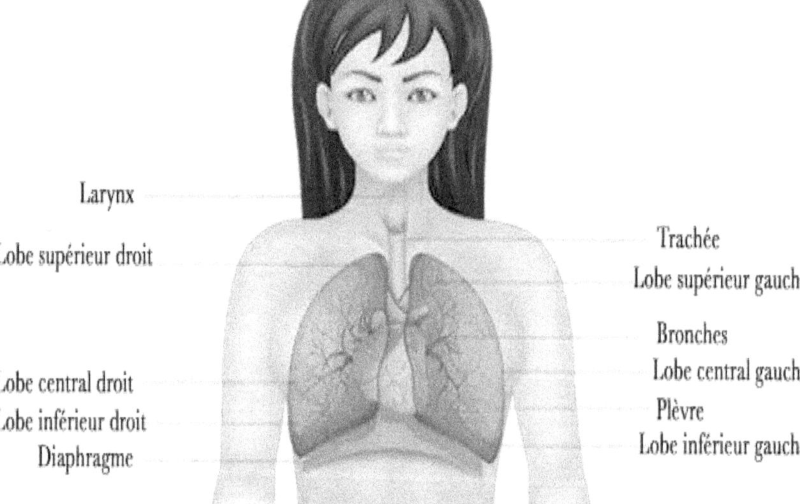

Le système respiratoire comprend la bouche, le nez, la trachée, les poumons et les vaisseaux sanguins pulmonaires. Le processus qui permet l'échange de gaz tels que l'oxygène et le dioxyde de carbone entre les poumons et les cellules du corps est appelé respiration.

Dans les poumons, l'oxygène est absorbé par les alvéoles, qui le libèrent dans les capillaires afin qu'il soit transporté dans tout le corps. De la même manière, les capillaires cèdent le dioxyde de carbone résiduel aux alvéoles afin que ces dernières se chargent de l'éliminer par l'expiration.

La respiration est régulée par un groupe de cellules nerveuses présentes dans le cerveau ; Ils répondent aux changements dans les niveaux de dioxyde de carbone dans le sang en stimulant la contraction des muscles intercostaux et du diaphragme, qui sont nécessaires à la respiration.

5.2 Hypoxie

L'hypoxie est une condition qui se produit lorsqu'il n'y a pas assez d'oxygène dans les tissus du corps. Les causes de l'hypoxie peuvent être différentes et s'accompagnent généralement de symptômes différents en fonction de la gravité de la maladie.

Si elle n'est pas traitée rapidement, l'hypoxie peut être potentiellement mortelle car le corps a besoin d'un niveau suffisant et constant d'oxygène pour remplir ses fonctions vitales.

5.2.1 Symptômes

- Respiration rapide
- Essoufflement
- Difficulté à parler
- Peau cyanotique, en particulier dans les extrémités du corps.
- Anxiété
- Mal de tête
- Nausées et/ou vomissements
- Essoufflement (dans les cas graves)

5.2.2 Causes possibles

- Manque d'oxygène dans l'air (smog ou gaz, changements de pression atmosphérique)

- Obstruction des voies respiratoires (strangulation, objet coincé dans la cavité buccale ou la trachée, strangulation, asthme, anaphylaxie)

- Altération des fonctions pulmonaires (blessures, infections, collapsus pulmonaire)

- Absorption altérée d'oxygène (intoxication au dioxyde de carbone ou au cyanure, choc)

5.3 Obstruction respiratoire

Les principales causes d'obstruction des voies respiratoires sont :

- Inhalation d'un corps étranger

- Obstruction causée par la langue ou vomissements à la suite d'une perte de conscience

- Gonflement interne de la gorge dû à des brûlures, des piqûres ou une anaphylaxie

- Blessure à la tête ou à la mâchoire

- Asthme

- Pression externe sur le cou causée par l'étranglement

- Aliments qui peuvent déclencher des réactions allergiques et provoquer un gonflement des voies respiratoires

Symptômes

- Couleur cyanotique et lèvres grisâtres
- Difficulté à parler
- Difficulté à respirer
- Respiration nasale
- Visage rougi et enflé
- Élargissement des narines
- Toux persistante

Intervention

1. Si elle est visible ou externe, retirez l'obstruction de la cavité buccale.

2. Si le sujet est conscient et respire normalement, rassurez-le et surveillez les signes vitaux.

3. Appelez les numéros d'urgence même si le sujet s'est rétabli et continuez à surveiller les signes vitaux jusqu'à l'arrivée des secours.

5.3.1 Étouffement chez les adultes

Un objet dans la gorge peut provoquer des spasmes musculaires. Dans les cas plus légers, le sujet devrait être capable de parler et de respirer, tandis que dans les cas plus graves, il sera incapable de parler, de tousser ou de respirer.

1. Intervention

2. Si le sujet respire, encouragez-le à continuer de tousser. Si possible, enlevez toute obstruction de la cavité buccale.

3. Si le sujet ne peut pas parler ou cesse de tousser et de respirer, effectuez immédiatement des coups dorsaux : soutenez le haut du corps, invitez-le à se pencher en avant et, avec la paume de la main, donnez 5 coups dans la zone située entre les omoplates.

4. En cas d'échec de cette manœuvre, effectuez des coups abdominaux (manœuvre de Heimlich). Placez-vous derrière le sujet et placez les deux bras autour du haut de son abdomen, en vous assurant qu'il est toujours penché en avant. Serrez une main dans un poing et placez-la au bas du sternum. De l'autre main, saisissez fermement votre poing et poussez brusquement vers vous. Répétez jusqu'à 5 fois.

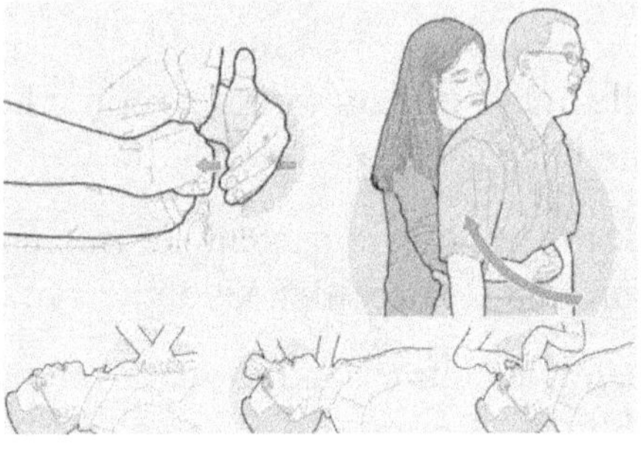

5. Vérifiez à nouveau le sujet. Si l'obstacle n'a pas encore été enlevé, contactez immédiatement les numéros d'urgence.

6. Répétez les coups dorsaux et abdominaux, en revérifiant la cavité buccale à chaque étape, jusqu'à ce que les secours arrivent ou jusqu'à ce que le sujet perde conscience.

7. En cas de perte de conscience, ouvrez immédiatement les voies respiratoires et contrôlez la respiration. En cas d'absence, commencez la manœuvre de réanimation cardio-pulmonaire.

5.3.2 Étouffement chez les enfants de moins de 12 mois

Chez les enfants, des épisodes de suffocation causés par de la nourriture ou de petits objets naïvement ingérés peuvent survenir. Dans ces cas, une intervention rapide est essentielle pour les aider à libérer l'obstruction le plus rapidement possible.

Intervention

1. Si le bébé ne peut pas pleurer, tousser ou respirer, asseyez-vous et placez-le face contre terre, couché le long des avant-bras du sauveteur, en fournissant un soutien à la tête. Effectuez 5 coups intra-scapulaires à l'aide de la paume de votre main.

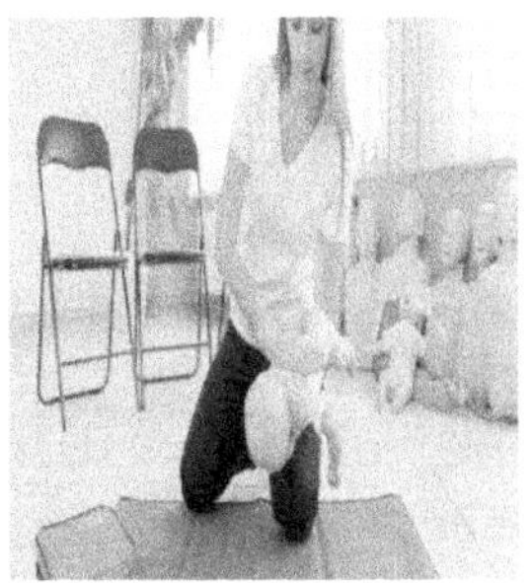

2. Tournez le bébé avec son visage vers le haut et vérifiez la cavité buccale. Enlevez les obstacles évidents du bout des doigts.

3. Si les AVC dorsaux échouent, effectuez 5 compressions profondes sur le sternum en utilisant le bout des deux doigts et en soutenant la tête du bébé.

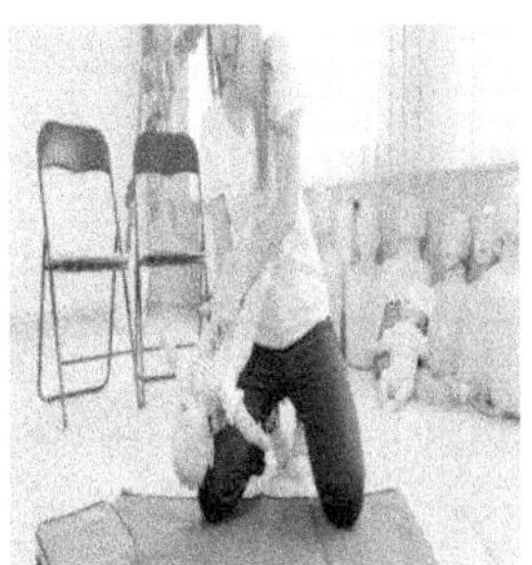

4. Vérifiez à nouveau votre bouche. Si l'obstruction n'a pas été enlevée, contactez immédiatement les numéros d'urgence.

5. Répétez les deux manœuvres en vérifiant la cavité buccale à chaque étape. Continuez jusqu'à l'arrivée des secours ou jusqu'à ce que l'enfant perde connaissance.

6. Si le nourrisson n'est pas conscient, ouvrez immédiatement les voies respiratoires, vérifiez la respiration et, en cas d'absence, commencez la réanimation cardio-pulmonaire.

5.4 Étranglement

La pression exercée à l'extérieur du cou pendant l'étranglement peut provoquer la fermeture des voies respiratoires. Cette condition peut être volontaire (strangulation par des tiers, pendaison) ou accidentelle (vêtements coincés dans une machine). Dans tous les cas, le sujet doit être traité avec une extrême prudence et ne doit être déplacé que si nécessaire car il peut y avoir des dommages à la colonne vertébrale ou au cou.

Intervention

1. Retirez rapidement l'objet à l'origine de l'obstruction.

2. Si le sujet est suspendu, soutenir le corps pendant le relâchement de l'obstruction.

3. Dans le cas où le sujet est conscient, aidez-le à s'allonger en soutenant le cou et la tête.

4. Appelez les numéros d'urgence même si vous semblez vous être rétabli. Surveillez les signes vitaux jusqu'à l'arrivée des secours.

5.5 Inhalation de fumées

L'inhalation de fumées et de gaz tels que le monoxyde de carbone ou d'autres vapeurs hautement toxiques peut être mortelle. Dans la plupart des cas, une personne qui a été exposée à ce type d'inhalation a de faibles niveaux d'oxygène dans le sang.

5.5.1 Inhalation de fumée

Beaucoup de gens qui sont dans un bâtiment en feu inhalent la fumée d'objets brûlés tels que le plastique, le papier peint, les meubles rembourrés en mousse, etc. Toutes les personnes qui ont inhalé de la fumée doivent être examinées par un médecin pour les plaies internes et externes.

5.5.2 Inhalation de monoxyde de carbone

Le monoxyde de carbone est un gaz toxique inodore et insipide. Il agit directement sur les globules rouges, les empêchant de transporter l'oxygène vers les tissus corporels. Lorsqu'il est inhalé en grande quantité ou pendant de longues périodes, il peut être mortel.

Intervention

1. Contactez les numéros d'urgence et signalez ce qui s'est passé.

2. Si l'emplacement n'est pas sûr, aidez le sujet à s'éloigner et à atteindre une zone riche en air frais.

3. Encouragez le sujet à reprendre sa respiration normale et vérifiez s'il n'y a pas de brûlures ou de blessures.

4. Restez avec le sujet jusqu'à l'arrivée des secours en surveillant les signes vitaux.

5.6 Noyade

La noyade se produit lorsque toutes les voies respiratoires telles que le nez, la bouche et la trachée sont immergées dans l'eau et n'ont pas la capacité de respirer de l'oxygène.

Une personne sauvée de la noyade doit être surveillée par une évaluation primaire afin de déterminer si elle a besoin d'une réanimation cardio-pulmonaire.

Intervention

1. Dès que le sujet est sorti de l'eau, effectuez l'évaluation primaire en vérifiant l'état de conscience, en ouvrant les voies respiratoires et en observant la respiration.

2. Si le sujet n'est pas conscient et ne respire pas, contactez les numéros d'urgence et vérifiez la présence d'un défibrillateur.

3. Vérifiez que les voies respiratoires sont ouvertes et commencez la manœuvre avec 5 ventilations de secours. Continuez avec 30 compressions thoraciques et 2 autres ventilations de sauvetage. Poursuivre la réanimation cardio-pulmonaire en suivant un ratio de 30 :2 jusqu'à l'arrivée des secours ou jusqu'à ce que le sujet reprenne conscience.

4. Si un défibrillateur est disponible, fixez les plaques tout en poursuivant la réanimation cardiorespiratoire.

5. Lorsque le sujet est à nouveau capable de respirer normalement, couvrez-le d'une couverture ou d'un tissu qui lui permet de garder le corps au chaud. Surveillez les signes vitaux jusqu'à l'arrivée des secours.

5.7 Hyperventilation

L'hyperventilation est un symptôme très fréquent car elle est liée à une forme d'anxiété aiguë et, dans certains cas, s'accompagne d'une attaque de panique.

Il peut se produire chez les personnes qui ont récemment subi un traumatisme émotionnel ou chez celles qui ont déjà eu des épisodes d'attaques de panique dans le passé.

Symptômes

- Respiration accélérée ou non naturelle très profonde
- Battements de cœur rapides
- Appréhension
- Étourdissements et/ou faiblesse
- Tremblements, sueur ou bouche sèche
- Picotements dans les mains, les pieds ou autour de la bouche

Intervention

1. Dans ces situations, il est essentiel de parler au sujet avec un ton rassurant et calme, en l'accompagnant dans un endroit calme où il peut avoir le temps et l'espace pour reprendre le contrôle de sa respiration et de son esprit. Si cela n'est pas possible, invitez les personnes présentes à partir.

2. Invitez la personne à consulter son médecin pour prévenir ou contrôler les attaques de panique futures.

5.8 Asthme

Lors d'une crise d'asthme, les muscles qui font partie des voies respiratoires subissent des spasmes. Cela provoque un rétrécissement des voies respiratoires et des difficultés respiratoires.

Dans certains cas, l'asthme est une réaction à un élément particulier tel qu'une allergie, un rhume, la fumée de cigarette ou un médicament. Les personnes asthmatiques portent généralement un inhalateur qui leur permet de soulager les crises. Il existe également des inhalateurs préventifs qui visent à éviter les réactions asthmatiques chez les sujets. Ce dernier ne doit jamais être utilisé lors d'un épisode d'asthme.

Symptômes

- Difficultés respiratoires
- Essoufflement
- Toux
- Difficulté à parler
- Anxiété ou stress
- Couleur cyanotique ou lèvres grisâtres

Intervention

1. Rassurer et rassurer le sujet. Invitez-le à s'asseoir dans une position confortable et aidez-le à prendre son inhalateur. Rappelez au sujet de respirer lentement et profondément.

2. Une crise d'asthme légère devrait disparaître en quelques minutes. Si cela ne se produit pas, le sujet

peut avoir besoin d'inhalations supplémentaires selon son plan personnel.

3. Communiquez avec les numéros d'urgence si vous avez une crise d'asthme grave, si votre inhalateur ne fonctionne pas ou si votre personne continue de s'aggraver ou d'avoir de la difficulté à respirer.

4. Surveillez les signes vitaux jusqu'à l'arrivée des secours.

5.9 Perforation pulmonaire

Les poumons sont protégés par la cage thoracique, une structure osseuse composée de 24 côtes dont la tâche est de protéger tous les organes vitaux tels que les poumons, le cœur ou le foie.

Néanmoins, si un objet tranchant parvient à pénétrer à l'intérieur de la cage thoracique, il pourrait causer de graves dommages aux organes internes. Les poumons peuvent facilement être endommagés soit par des facteurs externes, soit par des facteurs internes. Lorsque la double membrane qui recouvre les poumons est endommagée, l'air peut pénétrer dans l'espace entre les deux membranes et exercer une pression sur le poumon, provoquant son affaissement (pneumothorax). Cette difficulté respiratoire peut également endommager la circulation sanguine et l'apport d'oxygène aux tissus.

Symptômes

- Difficulté et douleur respiratoire
- Sentiment d'alarme et de peur
- Couleur cyanotique et lèvres grisâtres

- Veines du cou en évidence

- Toux accompagnée de sang

Intervention

1. Aidez le sujet à s'asseoir et, si la plaie ne saigne pas, laissez-la exposée.

2. Si la plaie est hémorragique, exercez une pression dessus à l'aide d'un comprimé de gaze stérile.

3. Contactez les numéros d'urgence et vérifiez que le sujet reste dans la même position jusqu'à l'arrivée des secours.

4. Vérifiez vos signes vitaux jusqu'à l'arrivée de l'ambulance.

5. Dans le cas où le sujet n'est pas conscient, ouvrez les voies respiratoires et contrôlez la respiration.

CHAPITRE 6
Plaies et saignements

6.1 Le système circulatoire

Le système circulatoire est composé du cœur et des vaisseaux sanguins qui, ensemble, fournissent à toutes les cellules du corps le sang nécessaire à l'exercice de leurs fonctions. Les contractions du cœur donnent au sang le coup de pouce dont il a besoin pour atteindre même les parties les plus périphériques du corps.

Lorsqu'un vaisseau sanguin est endommagé, il provoque une fuite de sang, également appelée saignement. En cas de rupture ou de lésion d'une artère, la perte de sang sera assez élevée car ce type de vaisseaux sanguins a pour tâche de transporter le sang du cœur au corps et se caractérise par une forte pression. Cela s'applique également aux veines, des vaisseaux sanguins dont la tâche est de transporter le sang riche en dioxyde de carbone vers le cœur afin que les déchets soient éliminés par la respiration.

Les capillaires, quant à eux, sont les plus petits vaisseaux sanguins, présents principalement dans le tissu sous-cutané, et sont impliqués dans toutes les plaies et les épisodes hémorragiques.

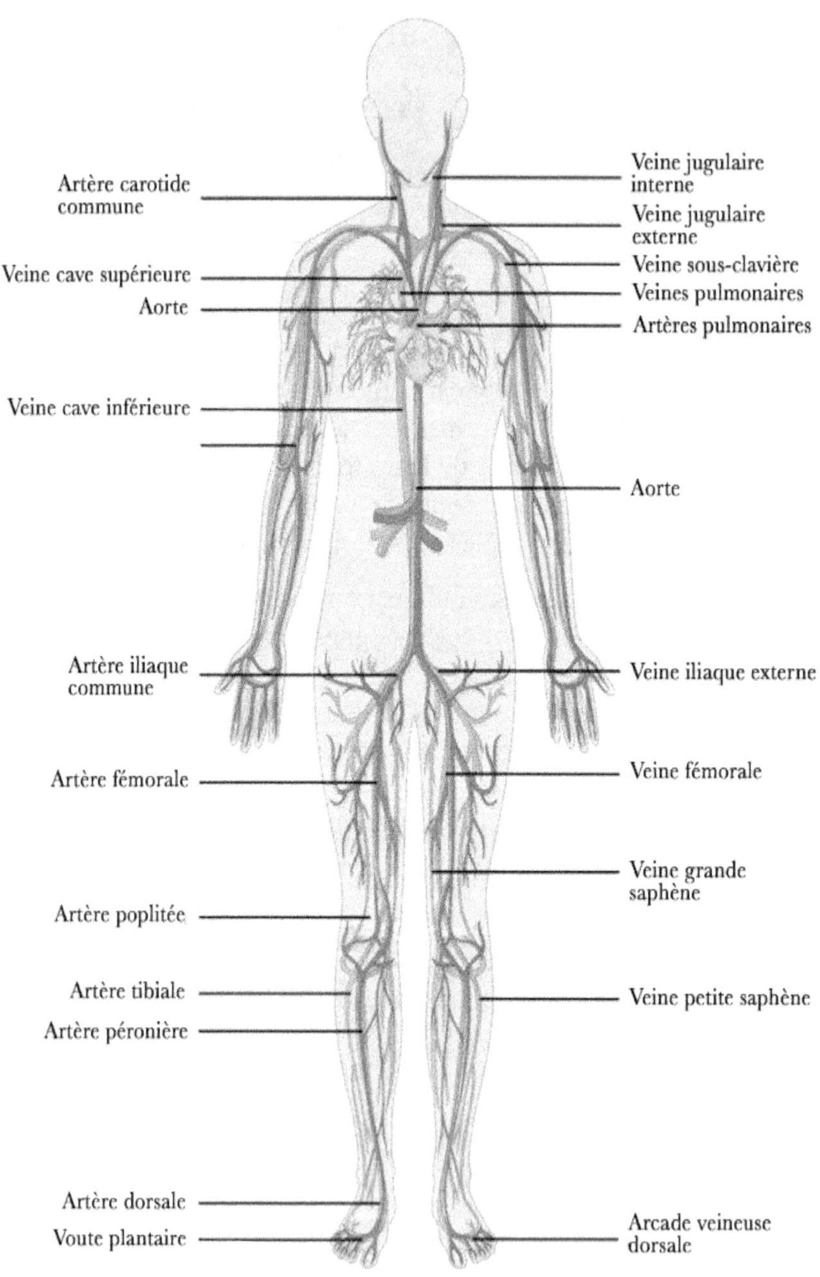
Artère carotide commune
Veine cave supérieure
Aorte
Veine cave inférieure
Artère iliaque commune
Artère fémorale
Artère poplitée
Artère tibiale
Artère péronière
Artère dorsale
Voute plantaire
Veine jugulaire interne
Veine jugulaire externe
Veine sous-clavière
Veines pulmonaires
Artères pulmonaires
Aorte
Veine iliaque externe
Veine fémorale
Veine grande saphène
Veine petite saphène
Arcade veineuse dorsale

6.2 Choc hémorragique

Le choc hémorragique est une condition médicale potentiellement mortelle qui survient lorsque les organes vitaux n'ont pas assez d'oxygène. Il se développe généralement lorsque le sujet perd plus de 1,2 litre de sang, soit environ un cinquième du volume total.

Le choc hémorragique peut être causé par une hémorragie interne, des fractures, des accidents, la perte d'autres fluides corporels ou des réactions allergiques.

Symptômes

- Rythme rapide qui s'affaiblit avec le temps
- Teint pâle
- Transpiration
- Respiration rapide
- Faiblesse
- Nausées et/ou vomissements
- Soif
- Manque d'air
- Agitation

Intervention

1. Traitez les causes possibles de choc que vous pouvez détecter, telles que des saignements abondants.

2. Aidez le sujet à s'allonger sur le sol, éventuellement sur un tapis ou une couverture qui peut le garder au chaud. Placez les jambes du sujet dans une position

surélevée par rapport au cœur à l'aide d'une chaise ou d'autres objets.

3. Appelez les numéros d'urgence et desserrez les vêtements autour du cou, de la poitrine et de la taille.

4. Gardez le sujet au chaud en couvrant le corps et les jambes avec des vestes ou des couvertures.

5. Surveillez les signes vitaux jusqu'à l'arrivée des secours.

6.2.1 Hémorragie externe

Les saignements externes, surtout lorsqu'ils sont graves, peuvent être un facteur de stress important pour le corps et pour cette raison pourraient rapidement dégénérer en choc hémorragique.

Dans ces situations, il est important de vérifier la présence d'objets à l'intérieur de la plaie, en prenant soin de ne pas exercer de pression directe sur le corps externe ou de ne pas l'enlever.

Intervention

1. À l'aide de vos doigts ou de la paume de vos mains, appliquez une pression directe sur la plaie avec de la gaze stérile pour contrôler les fuites de sang. Si vous n'avez pas de gaze stérile disponible, demandez au sujet d'appliquer personnellement la pression en fournissant un soutien.

2. Appelez les numéros d'urgence et fournissez des détails sur le type de blessure et la gravité de la perte de sang.

3. Dès que le saignement est sous contrôle, fixez la gaze ou l'écouvillon avec un filet élastique afin qu'il

continue à exercer une pression sur la plaie sans restreindre la circulation sanguine.

4. Comme il y a un risque élevé de choc hémorragique, invitez le sujet à s'allonger avec les jambes levées et couvrez-le avec une couverture ou d'autres mouchoirs qui peuvent le garder au chaud.

5. Si le saignement continue, retirez le pansement et appliquez à nouveau une pression à l'aide d'une nouvelle gaze. Une fois que le saignement s'est stabilisé, utilisez à nouveau un bandage pour fixer la gaze.

6. Vérifiez la circulation sanguine dans la zone blessée pour vous assurer que le pansement ne restreint pas l'apport sanguin ; Surveillez les signes vitaux jusqu'à l'arrivée des secours.

Appliquer le garrot

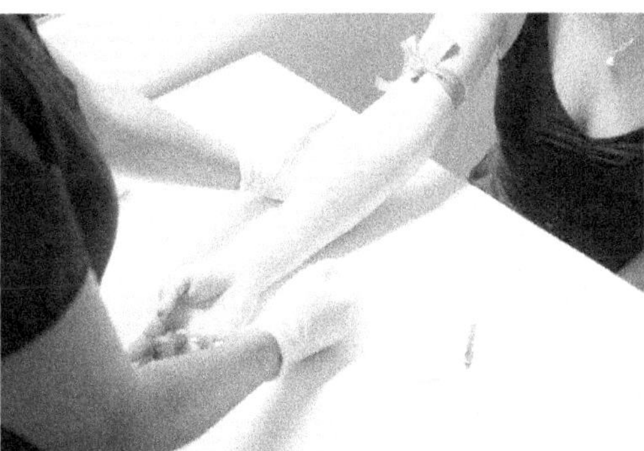

S'il n'est pas possible de contrôler le saignement en utilisant la procédure indiquée à la page précédente, un garrot peut être appliqué.

C'est un outil spécialisé et son utilisation n'est recommandée qu'aux personnes spécialement formées pour son utilisation.

En général, les garrots sont vendus accompagnés des directives fournies par le fabricant, en l'absence il est possible de les placer autour du membre affecté à environ 5 cm de la plaie. Évitez les articulations telles que les coudes ou les genoux et préférez l'application directe sur la peau.

Dans le cas où un garrot n'est pas disponible et qu'il y a une personne spécialement formée parmi les personnes présentes, des solutions alternatives peuvent être utilisées en utilisant un matériau non élastique mais d'une largeur et d'une longueur suffisantes pour qu'il puisse être correctement fixé autour du membre. Vous pouvez utiliser des bandanas, des pulls, des foulards, des foulards, etc.

6.2.2 Hémorragie interne

Une hémorragie interne se produit lorsqu'il y a des saignements à l'intérieur du corps. Elle est souvent causée par des blessures, des blessures, des fractures ou à la suite de maladies telles que des ulcères. Le plus grand risque dans ces cas est d'obtenir un choc hémorragique.

Les symptômes de saignement interne peuvent être très différents selon la partie du corps touchée. Dans tous les cas, il est important de vérifier toute perte de sang des orifices tels que les oreilles, le nez et la bouche.

La seule intervention possible dans ces circonstances est de contacter immédiatement les numéros d'urgence ou de se rendre à l'hôpital le plus proche.

Symptômes

1. Teint pâle

2. Pouls faible et rapide

3. Soif

4. Respiration rapide et superficielle

5. États confusionnels, agitation et irritabilité

6. Saignement d'un ou plusieurs orifices

7. Douleur

6.3 Blessure par écrasement

Les blessures de ce type sont causées dans la plupart des cas par des accidents de la route ou des accidents sur le chantier. L'écrasement comprend souvent des fractures, un gonflement et une hémorragie interne.

Dans ces cas, la rapidité est essentielle car si le sujet reste coincé pendant une longue période, des complications peuvent survenir, telles que de graves lésions des tissus musculaires qui, une fois la pression supprimée, entraîneront une apparition rapide d'un choc hémorragique. En outre, des substances toxiques seront libérées autour de la zone touchée qui, après la libération, seront rapidement libérées dans la circulation sanguine et pourraient provoquer un arrêt cardiaque.

Intervention

1. Si le sujet a été écrasé pendant moins de 15 minutes et peut être secouru en toute sécurité, agissez dès que possible. Contrôler la perte de sang, vérifier et traiter les fractures suspectées.

2. Si le sujet a été coincé pendant plus de 15 minutes ou s'il n'est pas possible de le retirer en toute sécurité, laissez-le dans sa position et essayez de le rassurer. Contactez les numéros d'urgence.

3. Surveillez les signes vitaux jusqu'à l'arrivée des secours.

6.4 Coupures et écorchures

Les coupures et les écorchures provoquent très souvent une fuite de sang qui peut être facilement contrôlée en appliquant une pression ou en soulevant. Dans la plupart des cas, il suffit d'appliquer un pansement adhésif et d'attendre que la coupe ou le pâturage guérisse dans les jours suivants.

Il est nécessaire de consulter un médecin uniquement si :

1. vous ne pouvez pas arrêter la perte de sang,

2. il y a un corps externe à l'intérieur de la coupe,

3. il existe un risque élevé d'infection par une morsure d'animal ou un objet rouillé,

4. La coupure montre des signes d'infection.

Intervention

1. Si la plaie est sale, nettoyez-la à l'aide d'un jet d'eau comme celui de l'évier ou utilisez des lingettes désinfectantes sans alcool. Appuyez sur la plaie à l'aide de gaze stérile ou de plâtre, en prenant soin de la toucher directement avec vos mains.

2. Essuyez la zone autour de la plaie avec de l'eau et du savon et séchez la zone. Appliquez un timbre transdermique ou une gaze stérile pour couvrir la zone. S'il y a un risque d'infection, vous devez contacter votre médecin.

Attention au tétanos !

C'est une infection dangereuse causée par une bactérie qui se trouve dans le sol. Cette bactérie, pénétrant dans la plaie, est capable de se multiplier à l'intérieur des tissus endommagés et de libérer une toxine qui se propage dans le système nerveux, provoquant des spasmes musculaires et une paralysie.

Pour cette raison, il est important de toujours vérifier que le sujet a été vacciné contre le tétanos et a effectué les rappels nécessaires.

6.4.1 Plaie infectée

Toute plaie ouverte peut être infectée par des germes et des bactéries présents dans l'environnement environnant. Habituellement, la perte de sang aide à expulser les bactéries qui sont entrées dans la plaie et les globules blancs contribuent à l'élimination de ceux qui restent à l'intérieur.

Cependant, si de la saleté ou des tissus morts restent à l'intérieur d'une plaie, l'infection peut se propager dans le corps. Toutes les plaies qui ne commencent pas à guérir dans les 48 heures suivant leur apparition ont très probablement été infectées.

Symptômes

1. Augmentation de la douleur et de l'inconfort dans la zone touchée

2. Rougeur, gonflement et sensation de chaleur autour de la plaie

3. Apparition de pus à l'intérieur de la plaie

4. Gonflement des glandes du cou, des aisselles ou de l'aine

5. Fièvre, sueur, soif et léthargie peuvent apparaître en cas d'infection à l'état avancé

Intervention

1. Couvrez la plaie avec de la gaze stérile et fixez-la autour de la plaie.

2. Soulevez et soutenez la zone du corps blessée à l'aide de bandages. C'est une action utile pour réduire l'enflure autour de la plaie.

3. Accompagner le sujet aux urgences pour vérifier l'état de la plaie, notamment en cas d'infection avancée et de symptômes classiques tels que fièvre, sueur, léthargie ou tremblements.

6.4.2 Extraction d'un corps étranger de la plaie

Dans de nombreux cas, des corps étrangers tels que des fragments de verre, de sable ou des éclats peuvent être présents à l'intérieur des plaies. Avant de commencer tout traitement, il est important que ces objets soient retirés pour éviter d'éventuelles infections ou ralentissements de la guérison.

Le moyen le plus efficace de les enlever consiste à utiliser une pince à épiler avec laquelle vous pouvez les saisir et les extraire. Alternativement, les corps étrangers plus petits peuvent être enlevés en lavant la plaie avec de l'eau froide.

Il n'est pas recommandé d'enlever les objets qui sont insérés dans la plaie, car cela pourrait créer des lésions tissulaires et aggraver les saignements.

Intervention

1. Contrôlez les pertes de sang en appuyant des deux côtés du corps étranger.

2. Avec de la gaze, créez un rembourrage à placer sur les côtés de l'objet. Ces roulements doivent atteindre la hauteur du corps étranger. Cela vous permettra de

panser la plaie et l'objet sans le pousser plus loin à l'intérieur des tissus.

3. Lorsque le rembourrage est suffisamment haut, il est possible d'envelopper la plaie et le corps extérieur avec un maillage élastique. Prenez soin de faire une légère pression, sans pousser l'objet.

Une fois terminé, accompagnez le sujet aux urgences.

6.4.3 Blessure à la tête

La zone du cuir chevelu est riche en capillaires qui passent sous la couche de la peau, de sorte que chaque petite coupure peut générer des fuites de sang abondantes. Souvent, les plaies, malgré les saignements abondants, ne sont pas graves, mais il est bon de vérifier soigneusement la blessure pour s'assurer qu'il n'y a pas de fractures osseuses ou de blessures au cou.

Intervention

1. S'il y a des lambeaux de peau déplacés, repositionnez-les soigneusement sur la plaie et rassurez le sujet.

2. Couvrez la plaie avec de la gaze stérile ou un tissu absorbant propre. Appliquez une pression directe et ferme pour arrêter les fuites de sang.

3. En tenant l'écouvillon sur la plaie, enveloppez la tête avec un bandage pour la maintenir stable et comprimée.

4. Aidez le sujet à s'allonger avec la tête et les épaules légèrement relevées. Si le sujet montre des signes de confusion ou dc faiblesse, contactez les numéros d'urgence.

5. Vérifiez vos signes vitaux jusqu'à l'arrivée des secours.

6.4.4 Blessure aux yeux

Les yeux peuvent être endommagés par des coups directs ou des fragments d'objets tranchants tels que du verre, du sable ou des métaux.

Toutes les blessures de ce type peuvent être potentiellement dangereuses car elles mettent en danger les capacités visuelles du sujet. Même les dommages les plus superficiels peuvent entraîner des infections qui peuvent endommager la vision de façon permanente.

Dans ces cas, il est fortement déconseillé d'enlever tout corps étranger présent à l'intérieur de l'œil ou coincé dans l'iris.

Intervention

1. Aidez le sujet à s'allonger sur le dos, en l'invitant à garder la tête immobile et les yeux immobiles ; Le mouvement de l'œil sain induit des mouvements même dans l'œil blessé, ce qui pourrait causer d'autres dommages.

2. Fournissez au sujet de la gaze stérile et invitez-le à la placer sur l'œil blessé. Fixez la gaze avec un treillis élastique ou un matériau adhésif.

3. Contactez les services d'urgence ou accompagnez le sujet à la salle d'urgence la plus proche.

6.5 Perte de sang des cavités nasales

La fuite de sang du nez est une situation assez courante et se produit lorsque les capillaires qui se trouvent à l'intérieur des narines se brisent. Cela peut être causé par des coups directs au nez, des éternuements, des mouches, une pression artérielle élevée ou la prise de médicaments anticoagulants.

Si le saignement des cavités nasales survient à la suite d'une blessure à la tête, c'est un signal dangereux car il indique que le crâne est fracturé et qu'il y a une hémorragie dans la région du cerveau.

Interventions

1. Invitez le sujet à s'asseoir et à incliner la tête vers l'avant pour faire couler le sang des narines. Demandez au sujet de respirer par la bouche et serrez la partie molle du nez pendant environ 10 minutes.

2. Dans ces cas, assurez-vous que le sujet ne se penche jamais en arrière : ce mouvement pourrait amener du sang dans la gorge et provoquer des vomissements.

3. Conseillez au sujet de ne pas parler, tousser ou avaler, car ces mouvements pourraient endommager les caillots sanguins dans les cavités nasales.

4. Après 10 minutes, invitez le sujet à relâcher les narines. Si la fuite de sang est toujours en cours, invitez-le à appliquer à nouveau une pression.

5. Dès que le saignement est terminé, nettoyez la zone tachée de sang avec de l'eau et demandez au sujet de se reposer pendant les prochaines heures, en évitant les efforts qui pourraient endommager les caillots sanguins.

6. Si la fuite de sang est très grave et persiste après 30 minutes, accompagner le sujet à la salle d'urgence la plus proche.

CHAPITRE 7
Fractures et blessures musculaires

7.1 Système musculosquelettique

Le squelette est le support autour duquel se développent tous les tissus et organes vitaux de l'organisme, y compris les muscles qui y sont attachés, qui permettent au corps de bouger.

Les humains ont 206 os, dont certains sont essentiels à la protection des organes, tels que le crâne, la cage thoracique et la colonne vertébrale. Les différents os sont ensuite reliés les uns aux autres par les articulations, qui sont soutenues par des ligaments.

Les os sont un tissu vivant et contiennent du calcium et du phosphore, deux minéraux essentiels pour qu'ils soient forts et résistants. De plus, après une blessure, le tissu osseux est capable de générer de nouveaux tissus.

Les muscles, d'autre part, sont responsables du mouvement du corps humain. Les muscles squelettiques sont capables de contrôler les mouvements et la posture, ils sont attachés aux os grâce à des tendons, des tissus fibreux forts et élastiques. Les muscles involontaires sont contrôlés par les nerfs autonomes et fonctionnent constamment sans avoir besoin d'un contrôle direct et conscient. L'exemple le plus célèbre de cette catégorie est le muscle cardiaque.

Système musculosquelettique

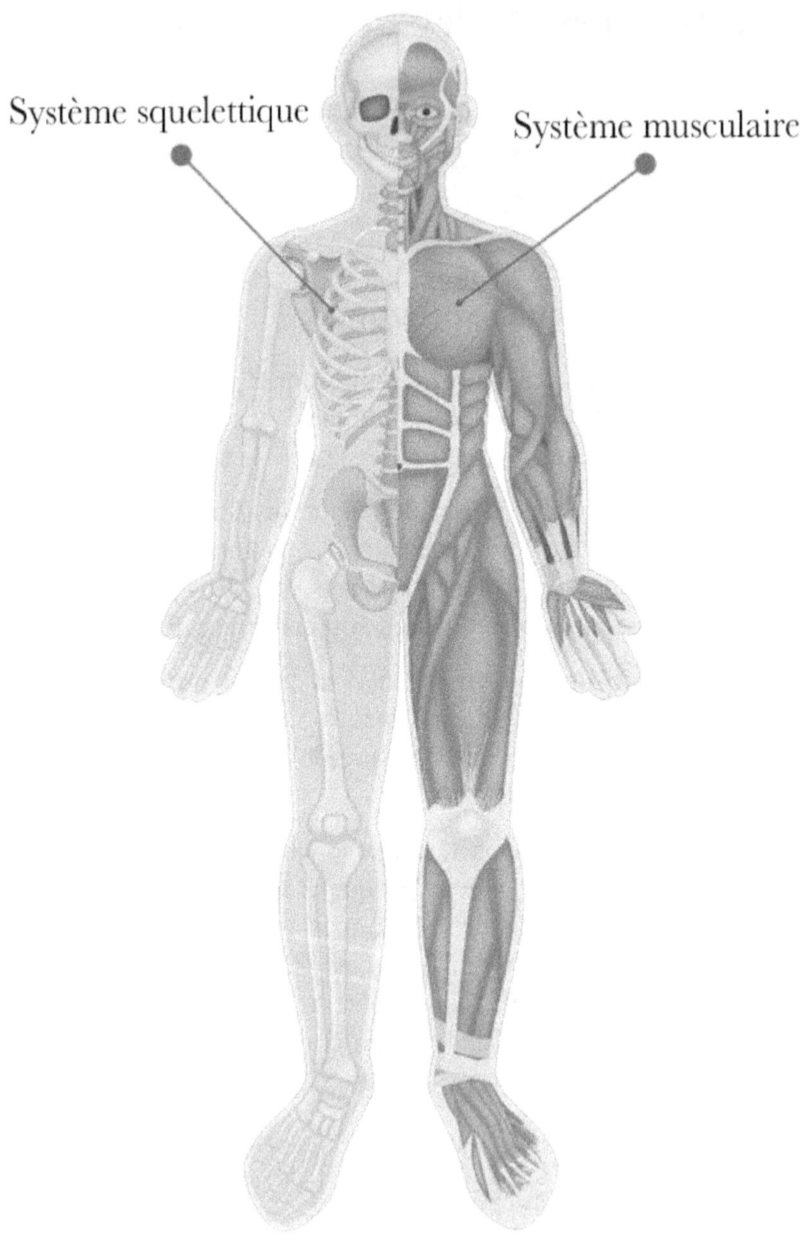

7.2 Le système nerveux

Le système nerveux est fondamental car sa tâche est de collecter et de stocker les informations qu'il utilise pour contrôler efficacement l'organisme.

Ce système est composé du cerveau, qui est la partie centrale où toutes les informations sont traitées, et d'un grand réseau de cellules nerveuses qui couvrent l'ensemble du corps humain.

Le système nerveux est divisé en système nerveux central et système nerveux périphérique. Le premier est formé par le cerveau et la colonne vertébrale, tandis que le second est formé par tous les nerfs qui relient les éléments du système nerveux central au reste du corps.

Le système nerveux involontaire est capable de contrôler des fonctions importantes telles que la digestion, le rythme cardiaque et la respiration. Les nerfs, d'autre part, sont considérés comme les messagers du corps car ils sont capables de transmettre des informations au cerveau sous forme d'impulsions électriques.

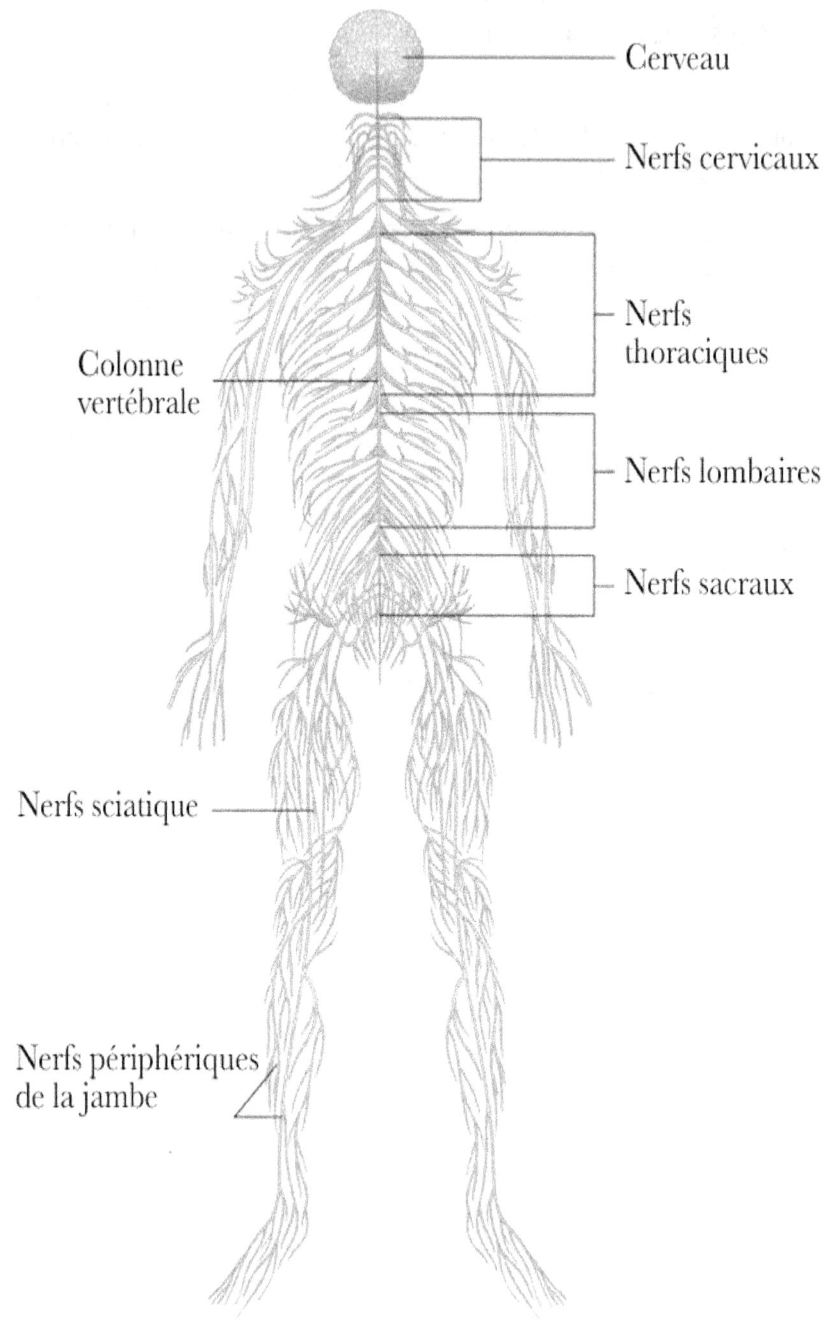

Cerveau
Nerfs cervicaux
Nerfs thoraciques
Colonne vertébrale
Nerfs lombaires
Nerfs sacraux
Nerfs sciatique
Nerfs périphériques de la jambe

7.3 Fracture

Le terme fracture fait référence à toute rupture ou fissure dans un os.

Ce type de blessure peut ne pas être exposé lorsque la peau autour de la fracture reste intacte, ou exposée si la fracture est visible de l'extérieur car elle perce le tissu cutané ou provoque des plaies.

Ce dernier est plus dangereux car il pourrait provoquer la formation d'infections.

Les fractures composées sont des blessures dans lesquelles les extrémités de l'os ne sont pas endommagées et ne bougent donc pas. Ce type de fracture se trouve généralement dans le poignet, les épaules, les chevilles et les hanches. Ce sont des blessures qui peuvent être traitées plus facilement et où le risque de dommages supplémentaires est minime.

Dans le cas de fractures déplacées, cependant, l'os endommagé quitte sa position anatomique, causant des dommages possibles aux vaisseaux sanguins, aux nerfs ou aux organes.

Symptômes

1. Déformations, gonflement ou hématomes dans la zone blessée

2. Douleur ou difficulté à bouger

3. Membres tournés ou pliés, parfois dans des positions non naturelles

4. Signes de choc hémorragique

5. Plaies d'où émerge une partie de l'os blessé

7.3.1 Intervention en cas de fracture non exposée

1. Invitez le sujet à rester immobile, en soutenant les articulations au-dessus et au-dessous de la zone blessée avec leurs mains.

2. Placez un rembourrage autour de la fracture pour fournir un soutien et accompagner le sujet à la salle d'urgence la plus proche. S'il n'est pas possible de le déplacer, contactez les numéros d'urgence.

7.3.2 Intervention en cas de fracture exposée

1. Fournir un soutien aux articulations dans la zone supérieure et inférieure de la fracture. Couvrez la plaie avec de la gaze stérile et appliquez une pression ferme sur la zone entourant la plaie pour contrôler les fuites de sang. Veillez à ne pas appuyer directement sur l'os.

2. Bandez la zone blessée en vous assurant de garder la gaze sur la plaie pour ralentir le saignement. Vérifiez la circulation de la zone touchée.

3. Si l'os est protubérant par rapport à la plaie, faites des tampons avec un matériau propre et doux et placez-les autour de l'os jusqu'à ce que la hauteur de la protubérance soit atteinte. Enfin, bandez la zone sans appliquer de pression sur l'os.

4. En cas de fracture des membres supérieurs, il est possible d'accompagner le sujet à la salle d'urgence la plus proche. En cas de fracture des membres inférieurs, il est conseillé de contacter les numéros d'urgence.

5. Surveillez les signes vitaux jusqu'à l'arrivée des secours et vérifiez que le sujet ne lève pas les jambes.

7.3.3 Luxation de l'articulation

La luxation implique les articulations et se produit lorsque l'os s'est partiellement ou totalement échappé de sa position anatomique. C'est une blessure qui peut être causée par une force externe puissante ou une contraction musculaire violente.

La luxation est particulièrement douloureuse et touche dans la plupart des cas les épaules, les genoux, les doigts ou la mâchoire.

Ce type de blessure peut avoir des conséquences graves car il peut causer des dommages aux nerfs environnants ou entraîner une fracture des os affectés.

Symptômes

1. Incapacité de bouger l'articulation affectée

2. Gonflement et/ou œdème autour de l'articulation blessée

3. Déformation de la zone touchée

Intervention

1. Invitez le sujet à rester immobile ou offrez un soutien afin qu'il trouve une position confortable sans bouger la zone blessée.

2. Immobiliser la zone endommagée. Dans le cas d'une luxation du bras, créez un bandage à fixer autour du cou.

3. En ce qui concerne les luxations des membres supérieurs, il est possible d'accompagner le sujet à la salle d'urgence la plus proche. En cas de luxation des membres inférieurs, contactez les numéros d'urgence.

4. Surveillez les signes vitaux et la circulation autour du pansement jusqu'à l'arrivée des secours. Vérifiez que le sujet ne lève pas les jambes.

7.4 Entorse et étirement

Les ligaments, les tendons et les muscles peuvent être endommagés de différentes façons. Les entorses et les étirements se produisent lorsque les tissus sont étirés excessivement ou blessés par des mouvements brusques et violents.

En raison de leur nature, ces blessures sont souvent associées à une activité sportive et entrent dans les catégories suivantes :

1. Déchirures : se produisent lorsque le muscle est étiré excessivement, il pourrait être partiellement blessé. Dans la plupart des cas, les déchirures se produisent au point où le muscle et le tendon se rencontrent.

2. Lacération : Le muscle ou le tendon est complètement blessé. Il s'agit généralement d'une blessure qui affecte le centre du muscle ou du tendon.

3. Ecchymoses : Ce sont des blessures profondes qui se produisent dans les zones du corps avec une densité musculaire riche et sont souvent accompagnées d'une perte de sang dans les tissus environnants. Cela provoque de la douleur, de l'enflure et de l'œdème.

4. Entorse : Cette blessure survient lorsque les ligaments qui relient les os aux articulations sont partiellement ou complètement blessés. L'entorse affecte principalement la cheville et est fréquemment causée par un mouvement brusque qui pousse les os de l'articulation trop loin, déchirant les tissus environnants.

Symptômes

1. Douleur et douleur

2. Difficulté à se déplacer dans la partie du corps blessée

3. Gonflement et/ou œdème dans la zone endommagée

Intervention

1. Aidez le sujet à s'asseoir ou à s'allonger en soutenant la partie du corps blessée. Si possible, gardez la zone touchée surélevée.

2. Appliquez une compresse froide sur la lésion pour refroidir la zone et réduire l'enflure, la douleur et la formation d'œdème.

3. Gardez la partie du corps affectée surélevée ; Cette action permet de réduire la formation de gonflement et d'œdème. Laissez la compresse froide pendant 20 minutes.

4. Si la douleur est très forte ou si le sujet est incapable de déplacer la partie blessée, apportez-la à la salle d'urgence ou appelez les numéros d'urgence. Sinon, invitez le sujet à se reposer et consultez le médecin en cas de besoin.

7.5 Traumatisme crânien

Les traumatismes au crâne sont fréquents mais peuvent être dangereux car ils pourraient causer des dommages au cerveau ou au cou à la hauteur de la colonne vertébrale.

Dans les cas plus légers où le sujet présente de petites blessures ou des ecchymoses, aucun changement dans l'état de conscience et de réactivité ne devrait se produire. Dans les situations où l'impact a été plus fort, cependant, il est possible qu'il y ait des changements temporaires dans l'état de conscience et la réaction du sujet. Dans ces cas, nous parlons de commotion cérébrale, et elle est causée par le mouvement du liquide qui entoure et protège le cerveau.

Dans les cas graves, cependant, des saignements et un gonflement peuvent se produire à l'intérieur du crâne, ce qui peut provoquer une compression du cerveau. Il s'agit d'une condition très dangereuse qui peut survenir immédiatement après l'impact, ou dans les heures et les jours suivants.

Symptômes

- De brefs états d'inconscience ou de ralentissement

- Blessure au crâne

- Nausées ou confusion

- Léger mal de tête

- Perte de mémoire liée aux moments précédant l'impact

Intervention

1. Aidez le sujet à s'asseoir et appliquez une compresse froide sur la zone du crâne qui a été touchée. Vérifiez l'état de conscience du sujet en vérifiant s'il est alerte, s'il répond à des questions ou à des instructions, s'il réagit à la douleur et s'il répond à des stimuli externes.

2. Surveillez les signes vitaux et tout changement dans l'état de conscience.

3. Attendez que le sujet récupère complètement.

4. Si vous remarquez des symptômes d'aggravation de la conscience, vous devriez consulter votre médecin.

5. En cas de blessure grave à la tête, appelez immédiatement les numéros d'urgence. Si le sujet devient inconscient, gardez les voies respiratoires ouvertes en le laissant dans la position dans laquelle il

se trouve. Surveillez les signes vitaux jusqu'à l'arrivée des secours.

7.5.1 Traumatisme facial

Les fractures des os du visage surviennent dans la plupart des cas à la suite d'une forte contusion. Dans les cas graves, ce type de traumatisme peut sembler assez alarmant car il est possible qu'il y ait des distorsions oculaires, un gonflement généralisé, des ecchymoses ou des saignements des tissus endommagés du nez ou de la bouche.

Le plus grand danger est représenté par les saignements qui, combinés à un gonflement de la salive et des tissus, pourraient obstruer les voies respiratoires et causer des difficultés respiratoires.

L'examen d'une victime de traumatisme facial entraîne souvent des dommages au crâne, au cerveau ou au cou.

Symptômes

- Douleur autour de la zone touchée
- Difficulté à parler si la mâchoire a été endommagée
- Difficultés respiratoires
- Gonflement ou déformation du visage
- Ecchymoses et/ou œil au beurre noir
- Perte de sang et/ou d'autres liquides du nez ou des oreilles.

Intervention

1. Aidez le sujet à s'asseoir et vérifiez que les voies respiratoires sont ouvertes et non obstruées.

2. Invitez le sujet à cracher du sang, des dents cassées ou d'autres tissus qui pourraient avoir été endommagés lors de l'impact.

3. Placez une compresse froide sur la zone du visage qui a été affectée pour réduire la douleur et l'enflure. Contactez les numéros d'urgence.

4. Surveillez les signes vitaux jusqu'à l'arrivée de l'ambulance.

5. Dans le cas où le sujet entre dans un état d'inconscience, ouvrez les voies respiratoires et vérifiez sa respiration.

7.6 Fracture nasale

Les fractures osseuses sont souvent causées par des coups directs au visage. Dans de nombreux cas, ce type de lésions s'accompagne d'un gonflement des tissus faciaux et de la fermeture des voies respiratoires nasales. Cela provoque une douleur généralisée et des difficultés à respirer correctement.

Il est recommandé que les lésions nasales soient toujours examinées à l'hôpital.

Symptômes

- Douleur, gonflement et œdème dans la zone touchée
- Plaie visible ou saignement du nez ou de la bouche

Intervention

1. Placez une compresse froide contre la partie blessée du visage pour réduire la douleur et l'enflure.

2. Si le sujet perd des saignements de nez, suivez la procédure pour arrêter le saignement des cavités nasales.

3. Emmenez-le à la salle d'urgence la plus proche pour vérifier s'il n'y a pas de blessure.

7.6.1 Fracture de la clavicule

Les clavicules sont importantes pour soutenir les bras. Compte tenu de leur position, il est rare qu'ils soient brisés en raison d'un coup direct. Dans la plupart des cas, ce type de fracture est causé par une force indirecte transmise par l'impact à une épaule ou à un bras, par exemple dans le cas d'une chute avec les bras ouverts ou tendus. Chez les jeunes, la fracture de la clavicule peut être causée par des activités sportives.

Symptômes

- Douleur et douleur

- Gonflement et déformation de l'épaule

Intervention

1. Aidez le sujet à s'asseoir. Positionnez doucement le bras blessé le long du corps dans la position la plus confortable pour le sujet et demandez à ce dernier de soutenir le coude du membre affecté avec l'autre main.

2. Effectuez un bandage de harnais pour soutenir le bras fracturé. Si disponible, utilisez un tissu de forme triangulaire de taille suffisante pour maintenir tout

l'avant-bras et fixer le bandage autour du cou. Prenez soin d'effectuer le nœud du côté non fracturé.

3. Si vous souhaitez apporter un soutien supplémentaire au sujet, vous pouvez effectuer un deuxième bandage en attachant le harnais fait plus tôt contre la poitrine.

4. Accompagner le sujet à l'hôpital le plus proche.

7.6.2 Fracture de l'épaule

Les fractures de l'épaule peuvent survenir à la suite d'une chute ou de toute contusion qui provoque une luxation de l'épaule, ou la sortie de l'humérus de l'articulation avec déchirure possible des ligaments. C'est une blessure plutôt douloureuse.

Symptômes

- Douleur aiguë aggravée par le mouvement du bras
- Épaule plate et angulaire

Intervention

1. Aidez le sujet à s'asseoir et, doucement, placez le bras de l'épaule blessée le long du corps dans la position que le sujet juge la plus confortable.

2. Soutenez le bras affecté en faisant un bandage de harnais. Si disponible, utilisez un tissu de forme triangulaire de taille suffisante pour maintenir tout l'avant-bras et fixer le bandage autour du cou. Prenez soin d'effectuer le nœud du côté non fracturé.

3. Accompagner le sujet à l'hôpital le plus proche.

4. N'essayez jamais de repositionner l'os disloqué dans son articulation, car cela pourrait causer d'autres dommages.

7.6.3 Fracture de l'humérus

La fracture de l'humérus est une blessure qui affecte le bras supérieur et peut survenir à la suite de chutes ou d'autres ecchymoses directes sur la zone touchée.

Dans la plupart des cas, la fracture affecte les extrémités de l'épaule et est assez stable car l'os fracturé reste dans sa position naturelle. D'autre part, cela pourrait ralentir l'identification de la blessure, facilement confondue avec une simple douleur au bras ou à l'épaule.

Symptômes

- Douleur, en particulier pendant le mouvement du bras affecté

- Douleur et/ou déformation dans la zone fracturée

- Gonflement rapide de la zone touchée

- Apparition d'ecchymoses

Intervention

1. Aidez le sujet à s'asseoir et à enlever les bijoux ou autres vêtements qui pourraient créer de l'inconfort si la zone gonfle.

2. Placez l'avant-bras du membre blessé horizontalement devant le corps du sujet et demandez au sujet de soutenir le coude avec l'autre main.

3. Placez des coussinets ou un matériau souple entre le bras fracturé et le corps et effectuez un bandage de harnais. Si disponible, utilisez un tissu de forme triangulaire de taille suffisante pour maintenir tout l'avant-bras et fixer le bandage autour de la colo. Prenez soin d'effectuer le nœud du côté non fracturé.

4. Si vous souhaitez apporter un soutien supplémentaire au sujet, vous pouvez effectuer un deuxième pansement en attachant le harnais fait plus tôt contre la poitrine dans un endroit plus bas que la fracture.

5. Accompagner le sujet à l'hôpital le plus proche.

7.6.4 Fracture du coude

Ce type de blessure peut être causé par une chute dans laquelle le poids est déchargé sur les mains. Chez les enfants, la fracture du coude se produit très souvent à un point juste au-dessus de l'articulation et provoque une fracture déplacée dans laquelle les extrémités de l'os pourraient endommager les vaisseaux sanguins.

Dans toutes les fractures de ce type, le coude est douloureux et il est extrêmement difficile de mettre le bras en position étendue. Pour la même raison, vous ne devriez jamais demander à une victime d'une éventuelle fracture du coude de le plier.

Symptômes

- Douleur surtout lorsque vous essayez de bouger l'articulation

- Douleur au site de fracture

- Gonflement, ecchymoses ou déformation de la zone touchée

- Difficulté à bouger le coude

Intervention

1. Dans le cas où il est possible de plier le coude, traiter la blessure en suivant la procédure de fracture de l'humérus sur la page précédente.

2. Si le sujet est incapable de bouger son bras, aidez-le à s'asseoir et placez une serviette autour du coude blessé.

3. Demandez au sujet quelle est la position la plus confortable et faites un bandage pour soutenir le coude. La position du support dépendra de la façon dont le sujet se sent à l'aise ; Il est important de ne pas placer de bandages directement au-dessus du site de la plaie.

4. Accompagner le sujet à l'hôpital le plus proche. Surveillez le rythme cardiaque au poignet du bras fracturé toutes les 10 minutes.

7.6.5 Fracture de l'avant-bras et/ou du poignet

Les os de l'avant-bras sont composés du radius et du cubitus, et les deux peuvent être fracturés à la suite d'une contusion grave ou d'une chute. Comme il s'agit d'une zone plutôt délicate du corps, ce type de fractures se produit souvent.

La fracture du poignet survient le plus souvent à la suite d'une chute dans laquelle la main n'est pas correctement placée. Il est assez rare que cette articulation subisse une luxation, au contraire il est plus fréquent qu'elle souffre d'une entorse.

- Symptômes

- Douleur en essayant de déplacer la zone blessée

- Gonflement, ecchymoses ou déformation du membre

- En cas de fracture exposée, il est possible de présenter une hémorragie

Intervention

1. Invitez le sujet à s'asseoir et à placer l'avant-bras fracturé horizontalement le long de la poitrine et à plier le coude. Si possible, demandez au sujet de soutenir le

membre avec l'autre main. Enlevez les bagues, bracelets, montres ou autres accessoires qui peuvent créer de l'inconfort en cas d'enflure.

2. Utilisez un bandage triangulaire, placez la base entre le bras fracturé et la poitrine et enveloppez l'avant-bras blessé avec une serviette ou d'autres tissus mous.

3. Effectuez un harnais en fixant le bandage autour du cou. Assurez-vous de faire le nœud du côté opposé de la fracture.

4. Si vous souhaitez apporter un soutien supplémentaire au sujet, vous pouvez effectuer un deuxième bandage en attachant le harnais fait plus tôt contre la poitrine. Placez le bandage le plus près possible du coude.

5. Accompagner le sujet à l'hôpital le plus proche.

7.6.6 Fracture de la main et/ou des doigts

Les os qui composent la main peuvent subir des blessures de nature différente telles que des fractures, des coupures ou des écorchures.

Les fractures mineures qui n'affectent qu'un seul os ou un seul doigt sont très souvent dues à une force directe. Les fractures multiples, en revanche, impliquent plusieurs os de la main et sont des blessures causées par une contusion plus grave. Les fractures peuvent être exposées, et si elles s'accompagnent de saignements et d'enflures abondants, il est important de fournir un soulagement immédiat.

Dans ces cas, il est toujours conseillé de comparer les deux mains pour remarquer des déformations qui peuvent ne pas être vues au premier coup d'œil.

Symptômes

- Douleur surtout en cas de mouvement de la main et/ou des doigts

- Gonflement, apparition d'ecchymoses et de déformation de la main

- Hémorragie possible en cas de fracture exposée

Intervention

1. Aidez le sujet à s'asseoir et invitez-le à lever et à soutenir la main blessée. Traitez tout saignement et couvrez les plaies avec un pansement sans appliquer de pression excessive.

2. Retirez les bagues ou les bracelets avant que la main ne commence à gonfler et invitez le sujet à tenir la main levée pour réduire l'enflure.

3. Enveloppez la main fracturée avec une serviette ou d'autres tissus doux pour la protéger.

4. Demandez au sujet de placer le membre fracturé en diagonale le long de la poitrine, en posant les doigts de la main blessée sur l'épaule opposée. Placez le bandage sur le membre, en posant une extrémité à l'épaule non blessée et en tenant la pointe du bandage sous le coude.

5. Demandez au sujet de l'aide pour que la base du bandage s'enroule autour de tout l'avant-bras et de la main.

6. Amenez l'extrémité inférieure du bandage derrière et vers le haut, en la faisant rencontrer avec l'extrémité précédemment positionnée à la hauteur de l'épaule non blessée. Effectuez un nœud sur la clavicule.

7. Si vous souhaitez apporter un soutien supplémentaire au sujet, vous pouvez effectuer un deuxième bandage

en attachant le harnais qui vient d'être fabriqué contre la poitrine. Prenez soin de faire le pansement loin de la fracture.

8. Accompagner le sujet à l'hôpital le plus proche.

7.6.7 Fracture d'une ou de plusieurs côtes

Les côtes peuvent être fracturées par une force directe telle qu'une chute ou un accident. Si la fracture est accompagnée d'une blessure ou si la côte perce un poumon, la capacité respiratoire du sujet pourrait être gravement altérée.

Ce type de blessure provoque ce que l'on appelle le volet thoracique flottant dans lequel l'os cassé se déplace vers l'intérieur lorsque le sujet inspire et vers l'extérieur lors de l'expiration. Ce mouvement peut rendre la respiration difficile, ainsi que causer des dommages potentiels aux organes environnants.

Symptômes

- Douleur dans la zone de fracture

- Douleur pendant la respiration profonde

- Œdème, gonflement ou plaies dans la zone de fracture

- Respiration faible

- Symptômes d'hémorragie interne ou de choc hémorragique

Intervention

1. Aidez le sujet à s'asseoir et invitez-le à placer son bras sur le côté fracturé. Si vous souhaitez fournir un soutien supplémentaire, vous pouvez ajouter un pansement qui vous permet de stabiliser la zone touchée.

2. Apportez le sujet à la salle d'urgence la plus proche ou contactez les numéros d'urgence.

7.7 Lombalgie

La lombalgie, ou mal de dos, est un malaise courant, en particulier chez les adultes. Elle peut être aiguë, lorsqu'elle apparaît soudainement et pendant des périodes limitées, ou chronique lorsqu'elle persiste pendant plusieurs semaines ou mois.

Cet inconfort est causé par le vieillissement ou des blessures mineures qui affectent les muscles, les ligaments, les vertèbres, les disques ou les nerfs qui font partie de la colonne vertébrale. Parfois, cela peut résulter d'un travail manuel pénible, d'une chute ou d'une torsion soudaine.

Dans les cas les plus rares, la douleur peut s'étendre à une jambe, prenant ainsi le nom de sciatique. Cette condition est causée par une pression continue sur la racine nerveuse.

Symptômes

- Douleur dans le bas du dos après avoir soulevé des poids ou effectué un travail manuel

- Douleur ou tremblement possible étendu à une jambe

Intervention

1. Invitez le sujet à rester actif pour aider à mobiliser la zone blessée.

2. Si nécessaire, les adultes peuvent prendre la dose recommandée d'analgésique.

3. Communiquez avec les numéros d'urgence si un ou plusieurs des symptômes suivants sont présents :

épisodes récents de traumatisme du dos, fièvre, tremblements et engourdissements dans les deux jambes, enflure ou déformations de la région de la colonne vertébrale, difficultés intestinales et urinaires.

7.8 Lésions de la colonne vertébrale

Les lésions de la colonne vertébrale peuvent affecter une ou plusieurs parties du dos et du cou telles que les vertèbres, les disques, les muscles, les ligaments ou la colonne vertébrale et les nerfs qui y sont associés.

Les risques les plus graves associés aux lésions de la colonne vertébrale sont les dommages possibles causés à la colonne vertébrale, en fait, ils peuvent causer une perte de sensation sous la zone blessée.

La colonne vertébrale et les racines nerveuses peuvent subir des dommages temporaires lorsqu'elles sont comprimées ou déplacées par des disques disloqués ou des os cassés. Lorsque la colonne vertébrale est partiellement ou complètement endommagée, les dommages sont permanents.

Les causes les plus fréquemment associées aux lésions de la colonne vertébrale sont :

- Chutes de hauteurs élevées
- Chutes incontrôlées pendant les exercices de gymnastique
- Chutes de cheval ou de moto
- Chute d'un objet lourd sur le dos
- Blessure à la tête

Symptômes

Blessures vertébrales :

- Douleur au cou ou au dos à la blessure
- Irrégularités ou torsions au niveau de la courbe physiologique de la colonne vertébrale
- Douleur ou œdème dans la colonne vertébrale
- Blessures à la colonne vertébrale :
- Perte de contrôle total ou partiel des membres
- Perte de sensation ou sensation de brûlure/picotement
- Incontinence
- Difficultés respiratoires

Intervention

1. Rassurez le sujet et invitez-le à ne pas bouger et à garder sa tête et son cou dans une position stable. Contactez immédiatement les numéros d'urgence. Ne déplacez pas le sujet à moins que cela ne soit nécessaire pour des raisons de sécurité.

2. Si le sujet est incapable de garder sa tête et son cou stables, agenouillez-vous et aidez-le en saisissant les deux côtés de la tête avec ses mains. Posez vos coudes sur le sol pour une plus grande stabilité dans l'opération. Ne couvrez pas les oreilles pour permettre au sujet d'entendre les instructions.

3. Demandez aux personnes présentes de surveiller les signes vitaux jusqu'à l'arrivée des secours.

4. Si le sujet est inconscient, agenouillez-vous et saisissez les côtés de la tête pour maintenir la tête et le cou dans une position stable et neutre. Ensuite, ouvrez les voies respiratoires en plaçant le bout des doigts aux coins de la mâchoire du sujet et en appuyant légèrement pour ouvrir les voies respiratoires.

5. Vérifiez la respiration du sujet, s'il n'est pas présent commencer la manœuvre de réanimation cardio-pulmonaire jusqu'à l'arrivée des secours ou jusqu'à ce qu'il reprenne conscience.

7.9 Fracture du bassin et du fémur

La fracture du fémur nécessite une résistance extrême, c'est pourquoi elle est généralement causée par des accidents de la circulation ou des chutes de hauteur. Il s'agit d'une blessure dangereuse car l'os fracturé peut endommager les artères principales et provoquer des saignements graves.

Le bec du col du fémur est assez fréquent chez les personnes âgées, en particulier les femmes, en raison de la densité osseuse plus faible et de l'ostéoporose typique de l'âge.

Symptômes

- Douleur dans la zone fracturée

- Incapacité de marcher

- Signes de choc hémorragique

- Position non naturelle des jambes

Intervention

1. Aidez le sujet à s'allonger en décubitus dorsal.

2. Soutenez la jambe blessée au niveau du genou et de la cheville.

3. Contactez les numéros d'urgence. Si les secours arrivent rapidement, gardez simplement votre jambe dans la même position jusqu'à l'arrivée de l'ambulance.

4. Si le sauvetage prend plus de temps, la jambe peut être immobilisée. Rapprochez la jambe non fracturée de la jambe blessée. Avec un bandage ou d'autres tissus appropriés, attachez ensemble les chevilles et les pieds des deux jambes. Répétez l'opération même à hauteur du genou. Enfin, avec la même technique, faites deux bandages dans les parties supérieure et inférieure de la fracture. Fixez les quatre bandages sur la jambe non blessée. Placez un matériau souple entre les deux jambes, de manière à éviter les frottements.

5. Vérifiez la circulation dans les zones entourant les bandages. Si possible, couvrez le sujet avec une couverture ou un autre tissu qui peut le garder au chaud. Surveillez les signes vitaux jusqu'à l'arrivée des secours.

7.9.1 Fracture du tibia

La fracture du tibia est généralement causée par un coup violent tel que celui généré par un accident.

Ce type de blessures s'accompagne souvent de plaies ouvertes et de fractures.

Symptômes

- Douleur localisée
- Gonflement, œdème ou déformation de la jambe

- Plaies ouvertes

- Incapacité à se tenir debout sur la jambe blessée

Intervention

1. Aidez le sujet à s'allonger et à soutenir la jambe fracturée en plaçant une main sur le genou et une sur la cheville. Si une plaie est présente, nettoyez-la et activez les manœuvres nécessaires pour ralentir le saignement.

2. Contactez les numéros d'urgence et gardez votre jambe stable jusqu'à l'arrivée des secours.

3. Si l'arrivée de l'ambulance prend un certain temps, il est possible de faire un support pour stabiliser le tibia fracturé. Rapprochez la jambe non blessée et attachez les deux membres ensemble à la hauteur des chevilles, des pieds, du genou et enfin au-dessus et au-dessous du point où le tibia est fracturé. Fixez tous les bandages du côté de la jambe non blessée et ajoutez un matériau souple entre les deux jambes pour éviter les frottements.

4. Gardez vos jambes immobiles jusqu'à l'arrivée des secours.

7.10 Blessure au genou

L'articulation du genou est essentielle pour bouger les jambes correctement et est soutenue par des muscles et des ligaments forts.

Une blessure à cette partie du corps rend généralement impossible de plier ou d'étirer l'articulation. En outre, le liquide et le sang peuvent fuir et provoquer un gonflement autour de la région du genou.

Symptômes

- Douleur lors du déplacement du genou

- Gonflement dans la zone touchée

Intervention

1. Aidez la personne à s'allonger sur le sol et placez un oreiller, une couverture ou une veste sous le genou pour soutenir le genou blessé.

2. Enveloppez l'articulation avec un bandage étendu du milieu du mollet jusqu'à environ la mi-cuisse.

3. Contactez les numéros d'urgence et vérifiez que le sujet reste dans la même position jusqu'à l'arrivée des secours.

7.10.1 Blessure au pied

Les os et les articulations du pied peuvent souffrir de différents types de blessures telles que des fractures, des coupures ou des écorchures.

Pour vérifier l'état d'un pied potentiellement blessé, il est nécessaire de le comparer avec celui considéré comme sain. Les fractures mineures peuvent souvent causer des déformations qui ne sont pas immédiatement visibles.

Les accidents ou les blessures peuvent entraîner des factures ouvertes accompagnées de saignements et d'enflures graves.

En général, il est recommandé de traiter les blessures aux pieds directement à l'hôpital.

- Difficulté à marcher

- Rigidité dans le mouvement

- Œdème et gonflement

- Difformité

Intervention

1. Aidez le sujet à s'allonger et soutenez la jambe blessée. Si une plaie est présente, nettoyez-la et ralentissez les fuites de sang. Utilisez de la gaze stérile pour le protéger.

2. Enlevez tous les bijoux avant que la zone ne commence à gonfler.

3. Appliquez une compresse froide sur la zone blessée pour réduire l'enflure et la douleur. Laisser agir environ 20 minutes.

4. Placez un matériau souple sur la fracture et fixez-le en faisant un bandage autour du pied.

5. Accompagnez le sujet à la salle d'urgence la plus proche.

7.11 Crampes

Les crampes sont une condition dans laquelle un ou plusieurs muscles sont affectés par des spasmes douloureux soudains.

Dans de nombreux cas, ils sont causés par un exercice physique intense ou une perte excessive de sels et de fluides corporels à la suite d'une transpiration abondante et d'une déshydratation. Dans la plupart des cas, ils peuvent être soulagés en étirant et en massant les muscles affectés.

7.1.1 Crampe aux pieds

Invitez le sujet à se lever et à porter le poids du corps sur le bout des pieds pour étirer les muscles affectés par la crampe. Une fois les spasmes terminés, massez la partie affectée du pied avec vos doigts.

7.1.2 Crampe au mollet

Invitez le sujet à étirer la jambe affectée. Attrapez le pied et fléchissez-le vers l'avant pour stimuler l'étirement du mollet, puis massez le muscle.

7.1.3 Crampe à la cuisse

Aidez le sujet à s'allonger et à plier le genou de la jambe affectée pour stimuler l'étirement du muscle affecté par la crampe. Massez les muscles affectés dès que les spasmes sont terminés.

7.1.4 Crampe fémorale

Aidez le sujet à s'allonger et aidez-le à lever la jambe affectée par la crampe. Assurez-vous de garder votre genou droit pour stimuler l'étirement fémoral. Dès que les spasmes sont terminés, massez la zone touchée.

CHAPITRE 8
Brûlures

8.1 Tissu cutané

Le tissu cutané est le plus grand organe du corps humain. La peau, en effet, joue un rôle essentiel dans la protection du corps contre d'éventuelles infections et dans le maintien d'une température corporelle constante.

Le tissu cutané est constitué de deux couches de tissus : l'épiderme et le derme. L'épiderme est la couche externe et sa partie supérieure est principalement constituée de cellules mortes qui sont continuellement remplacées par de nouvelles cellules produites dans la partie la plus interne de l'épiderme. Le sébum se trouve dans cette couche et est essentiel pour protéger la peau.

Le derme, d'autre part, représente l'état le plus interne du tissu cutané et contient les capillaires, les nerfs, les muscles, les glandes sébacées et sudoripares et les follicules. Les nerfs qui se terminent dans cette couche de peau sont capables d'enregistrer les sensations perçues par la peau telles que la chaleur, le froid, la douleur et le toucher d'objets ou de personnes.

L'une des tâches fondamentales du tissu cutané est de maintenir la température corporelle entre 35,5 ° et 37 ° et cette fonction est régulée par l'hypothalamus, une zone du cerveau.

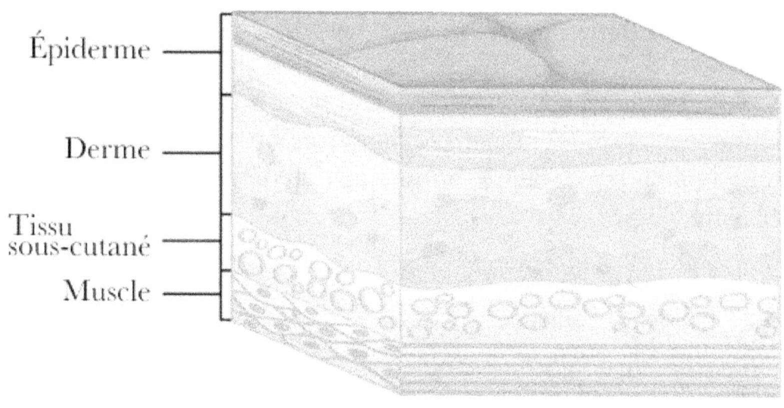

8.2 Traitement d'une brûlure

Lorsque le tissu cutané est endommagé par une brûlure, il peut perdre sa capacité naturelle en tant que barrière protectrice contre les infections et les bactéries. En outre, il peut y avoir une fuite de fluides corporels des petits capillaires qui traversent le derme.

Dans le cas où il est nécessaire de traiter une brûlure, il est essentiel d'identifier sa cause, de vérifier tout dommage aux voies respiratoires et de vérifier son étendue et sa profondeur.

Établir la cause d'une brûlure vous permet d'identifier les autres problèmes possibles qui y sont associés. Par exemple, une brûlure causée par un incendie pourrait être accompagnée d'une intoxication au monoxyde de carbone.

Les dommages aux voies respiratoires sont un indicateur important car, selon toute probabilité, le sujet aura besoin d'une aide urgente pour rétablir une respiration correcte dès que possible. Enfin, l'étendue et la profondeur de la brûlure sont utiles pour comprendre s'il y a eu une perte grave de sang et de liquide dans le corps.

8.2.1 Profondeur des brûlures

Les brûlures sont classées en fonction de la profondeur des dommages au tissu cutané. Il existe trois niveaux de classification : brûlure au premier degré, brûlure au deuxième degré et brûlure au troisième degré.

La brûlure au premier degré, aussi appelée superficielle, se limite à la partie la plus externe du tissu cutané, ou l'épiderme. C'est une blessure qui, si elle est correctement traitée, guérit généralement rapidement. Les coups de soleil sont l'une des causes les plus fréquentes de brûlures au premier degré, en plus des accidents domestiques classiques qui peuvent survenir dans la cuisine.

Les brûlures au deuxième degré sont plus douloureuses que les premières car elles détruisent la couche de l'épiderme et entraînent des rougeurs et des cloques dans la zone touchée. Même ces types de blessures peuvent guérir correctement lorsqu'elles sont limitées à des zones spécifiques, mais peuvent devenir mortelles si elles sont prolongées de plus de 20% chez un adulte ou de 10% chez un enfant.

Enfin, les brûlures au troisième degré représentent le niveau de brûlure le plus élevé. Dans ces cas, la sensation de douleur n'est pas présente car toutes les couches du tissu cutané ont été affectées et détruites, avec elles aussi les nerfs sensoriels. Dans les brûlures au troisième degré, la peau peut sembler claire et cireuse. Les brûlures au troisième degré nécessitent des soins médicaux immédiats et urgents.

8.2.2 Type de brûlures nécessitant un traitement hospitalier

Si le sujet est un enfant, il est toujours conseillé de contacter l'hôpital le plus proche pour vérifier soigneusement les conditions cliniques.

Chez les adultes, une surveillance médicale est recommandée dans les cas graves, tels que :

- Brûlures au troisième degré ;

- Brûlures du visage, des mains, des pieds ou des organes génitaux ;

- Brûlures dans la zone adjacente aux bras ou aux jambes ;

- Brûlures étendues au deuxième degré sur une zone supérieure à la taille de la paume d'une main ;

- Brûlures étendues au premier degré sur une zone de plus de 5% du corps ;

- Brûlures dues au courant électrique ou aux produits chimiques ;

- Toute situation de doute.

8.2.3 Brûlure grave

Il est nécessaire de faire preuve d'une extrême prudence lors du traitement d'une brûlure, surtout si elle est grave.

Dans ces cas, la priorité est de refroidir la zone touchée le plus rapidement possible et de la garder au frais pendant au moins 20 minutes ou jusqu'à ce que la douleur soit passée. Une personne souffrant d'une brûlure grave est très susceptible d'être en état de choc en raison de la quantité de fluides corporels perdus et il sera donc nécessaire d'appeler les numéros d'urgence dès que possible.

Symptômes

- Zones du corps touchées par des brûlures au premier, deuxième et/ou troisième degré

- Douleur

- Difficultés respiratoires

- Les symptômes du choc hémorragique

Traitement

1. Refroidir la brûlure le plus rapidement possible, en utilisant de l'eau froide. Aidez le sujet à s'asseoir ou à s'allonger, si possible vérifiez que la zone brûlée n'entre pas en contact avec le sol ou d'autres sources bactériennes possibles.

2. Contactez les numéros d'urgence.

3. Continuez à refroidir la zone touchée pendant au moins 20 minutes ou jusqu'à ce que la douleur se soit atténuée. En attendant, vérifiez la capacité respiratoire du sujet.

4. Ne touchez pas ou n'agissez pas sur la brûlure : n'enlevez pas les corps étrangers, ne brûlez pas de cloques, n'appliquez pas de crèmes ou de pansements adhésifs. Si nécessaire, retirez les vêtements et les accessoires avant que la zone du corps ne commence à gonfler.

5. Une fois que la zone brûlée a refroidi, couvrez la plaie avec une pellicule de plastique pour prévenir l'infection. Fixez-le avec du ruban adhésif loin de la zone touchée.

6. Rassurez le sujet et couvrez-le d'une couverture pour le garder au chaud. Surveillez les signes vitaux jusqu'à l'arrivée des secours.

8.2.2 Brûlure mineure

Les brûlures mineures sont représentées par de petites brûlures superficielles qui surviennent principalement dans les accidents domestiques : toucher un fer chaud, le four ou le fer à lisser. La plupart d'entre eux peuvent être traités directement avec les Premiers secours sans recourir à une consultation médicale.

Après la brûlure, une ampoule peut apparaître générée par la fuite de liquide du tissu cutané. Ce type de vessie ne doit jamais être perforé car il pourrait causer une infection à l'intérieur de la plaie elle-même.

Symptômes

- Peau rougie

- Douleur dans la zone échaudée

- Apparition possible de cloques dans la zone touchée

Intervention

1. Lavez la partie brûlée du corps à l'eau froide pendant 20 minutes ou jusqu'à ce que la douleur se soit atténuée.

2. Enlevez les bagues, bracelets ou autres bijoux qui peuvent rester coincés si la zone de brûlure est enflée.

3. Dès que la brûlure a refroidi, couvrez-la d'une pellicule plastique et fixez-la avec du ruban adhésif.

4. Consultez un médecin s'il y a des préoccupations au sujet de l'état de santé du sujet ou s'il s'agit d'un enfant.

8.2.3 Brûlure respiratoire

Toute brûlure au visage, à la bouche ou à la gorge peut être potentiellement dangereuse car les voies respiratoires peuvent gonfler très rapidement.

Bien que les symptômes liés à ce type de brûlures soient évidents, il n'existe pas de véritables Premiers secours : la priorité sera de se rendre à l'hôpital le plus proche le plus tôt possible pour éviter l'hypoxie.

Symptômes

- Cendres autour du nez et de la bouche
- Brûlure des poils nasaux
- Rougeur, gonflement ou brûlure de la langue
- Dommages au tissu cutané autour des lèvres
- Difficultés respiratoires
- Enrouement

Intervention

1. Contactez immédiatement les numéros d'urgence.
2. Faites tout votre possible pour aider le sujet à respirer correctement, par exemple en étalant les vêtements autour du cou.
3. Invitez le sujet à boire de petites gorgées d'eau pour soulager la douleur et l'enflure.
4. Surveillez les signes vitaux jusqu'à l'arrivée des secours.

8.2.4 Brûlure d'électricité

Le passage du courant électrique à l'intérieur du corps peut causer des brûlures aux points de contact ou aux points où le courant est entré et sorti du corps.

Les brûlures peuvent être aléatoires dues à la foudre ou à des courants haute et basse tension. Étant donné que ce type d'accident peut provoquer un choc électrique entraînant un arrêt cardiaque, en cas de sujet inconscient, la priorité sera toujours de surveiller les paramètres vitaux et, si nécessaire, d'effectuer une réanimation cardio-pulmonaire.

Symptômes

- Sujet en état d'inconscience
- Brûlure au troisième degré
- Brûlures au point d'entrée et de sortie du courant
- Symptômes de choc

Intervention

1. Avant de toucher le sujet, vérifiez que la source électrique est éteinte ou cassée.

2. Lavez les brûlures à l'eau froide pendant au moins 20 minutes ou jusqu'à ce que la douleur soit soulagée.

3. Retirez les bijoux, les montres ou autres accessoires avant que la zone touchée ne gonfle. Veillez à ne pas toucher les brûlures.

4. Après avoir refroidi la lésion, placez un film alimentaire ou un sac en plastique propre autour de celle-ci.

5. Contactez les numéros d'urgence et surveillez les signes vitaux jusqu'à l'arrivée des secours.

8.2.5 Brûlure chimique

Certains produits chimiques peuvent causer une irritation, des brûlures ou pénétrer dans la peau et causer des dommages permanents.

Certains des produits chimiques les plus puissants et les plus dangereux se trouvent principalement dans les usines, mais aussi dans l'environnement domestique, il est possible d'entrer en contact avec des produits chimiques nocifs pour la santé tels que les pesticides, les produits de nettoyage ou les peintures.

Dans toutes ces circonstances, une intervention médicale est nécessaire, la tâche la plus importante des premiers secours est d'identifier le produit chimique responsable de la réaction.

Symptômes

- Produits chimiques à proximité

- Douleur intense et cuisante

- Apparition de cloques et d'écorchures sur le tissu cutané

- Perte de couleur de l'épiderme

- Gonflement dans la zone touchée

Traitement

1. Vérifier que la zone autour du sujet est sécurisée et ventiler la zone pour favoriser la dispersion des fumées. Portez des gants et des lunettes de protection pour limiter le risque d'entrer en contact avec des substances toxiques.

2. Nettoyez la brûlure à l'eau froide pendant au moins 20 minutes afin que les produits chimiques soient dispersés et la sensation de brûlure soulagée. Si le sujet est allongé sur le sol, assurez-vous que l'eau coule et ne se dépose pas sous lui.

3. Enlevez tous les vêtements contaminés par des substances toxiques.

4. Si possible, transportez le sujet à la salle d'urgence la plus proche et surveillez les signes vitaux jusqu'à l'arrivée. Fournir au personnel médical des détails sur l'agent chimique responsable de la brûlure.

8.3 Exposition à un spray irritant

De nos jours, il existe plusieurs sprays irritants sur le marché qui ont tous des conséquences similaires sur les voies respiratoires.

Dans la plupart des cas, les symptômes disparaissent de manière autonome après environ 20 minutes d'exposition. Chez les personnes asthmatiques, cette substance pourrait provoquer une crise d'asthme.

Symptômes

- Douleur intense dans les yeux
- Sensibilité à la lumière
- Pupilles rougies et déchirures
- Sensation d'un corps étranger à l'intérieur de l'œil

Traitement

1. Accompagnez le sujet à l'extérieur ou dans un endroit bien ventilé pour faciliter la dispersion du spray.

2. Si possible, portez des gants et des lunettes de protection pour aider le sujet à se débarrasser de tout vêtement contaminé par la substance. Demandez au sujet de ne pas se gratter les yeux. Retirez les lentilles cornéennes le cas échéant.

3. Si le sujet est incapable d'ouvrir à nouveau les yeux après 20 minutes, aidez-le à se laver le visage avec beaucoup d'eau froide. Ne le faites pas à l'avance car cela pourrait aggraver les symptômes du spray irritant. Si disponible, une solution saline peut être utilisée.

4. Si les symptômes ne s'améliorent pas, emmenez-vous à la salle d'urgence la plus proche.

8.4 Coups de soleil

Surtout en été, une surexposition au soleil ou aux lampes solaires pourrait causer des coups de soleil.

Dans la plupart des cas, cette condition peut être évitée en utilisant un écran solaire régulièrement chaque fois que vous êtes exposé aux rayons ultraviolets. Dans les cas graves, la peau peut apparaître rouge foncé et être couverte de cloques, et des symptômes de coup de chaleur ou d'insolation peuvent survenir.

Symptômes

- Peau rougie
- Douleur et démangeaisons dans la zone touchée
- Apparition de cloques

Intervention

1. Couvrez la peau du sujet avec des vêtements légers et invitez-le à rester à l'écart de la lumière directe du soleil.

2. Invitez le sujet à boire de fréquentes gorgées d'eau froide et rafraîchissez la zone échaudée en utilisant des compresses fraîches. Vous pouvez faire tremper la zone à traiter pendant 20 minutes dans une baignoire remplie d'eau froide.

3. Dans le cas où le coup de soleil est léger, une crème après-soleil devrait suffire à soulager la douleur. Dans les cas graves, il est possible d'inviter le sujet à prendre du paracétamol. Si des cloques ou d'autres dommages aux tissus cutanés apparaissent, il est conseillé de consulter votre médecin.

8.5 Coup de chaleur

Le coup de chaleur est causé par une perte excessive de liquides et de sels minéraux présents dans le corps par la transpiration.

Il se développe généralement lentement et affecte les personnes qui ne sont pas habituées aux températures chaudes et humides ou qui sont exposées à des températures élevées pendant de longues périodes. Même la pratique d'une activité physique dans un environnement chaud peut amener le corps à produire plus de chaleur qu'il ne peut en supporter et déterminer un coup de chaleur.

Dans les cas graves, elle peut se transformer en hyperthermie, également appelée insolation.

Symptômes

* Maux de tête et confusion

- Perte d'appétit et nausées

- Sueur et pâleur au visage

- Crampes dans les bras, les jambes ou les abdominaux

- Respiration et rythme cardiaque rapides et faibles

Intervention

1. Aidez le sujet à s'allonger dans un endroit ombragé et avec une bonne ventilation. Aidez-le à lever les jambes.

2. Invitez-le à boire beaucoup d'eau. Si disponible, ajoutez des suppléments minéraux pour aider à hydrater le corps.

3. Surveillez les signes vitaux et la température corporelle. Invitez le sujet à consulter le médecin.

4. Si l'état du sujet s'aggrave, contactez les numéros d'urgence et vérifiez les signes vitaux jusqu'à l'arrivée des secours.

8.6.1 Hyperthermie

L'hyperthermie, également appelée insolation, se développe lorsque la zone du cerveau qui régule la température corporelle ne remplit pas correctement ses fonctions.

La température corporelle augmente, généralement à la suite d'une exposition excessive à la chaleur. Cette condition peut également se produire après la prise de drogues telles que l'ecstasy.

Le moyen le plus rapide de ramener le corps à sa température normale est d'immerger le sujet dans une baignoire d'eau froide.

- Maux de tête et étourdissements
- Confusion et état d'agitation
- Peau sèche, chaude et rougie
- État de conscience du sujet altéré
- Rythme cardiaque rapide
- Température corporelle supérieure à 40°

Intervention

1. Accompagnez le sujet dans un endroit frais et retirez vos vêtements. Contactez les numéros d'urgence.

2. Aidez le sujet à s'asseoir et enveloppez-le dans un drap frais et humide jusqu'à ce que la température corporelle atteigne 38°. Si possible, gardez la feuille humide tout en continuant à verser de l'eau fraîche. Si vous n'avez pas de tissus disponibles, utilisez une éponge ou des serviettes humides pour refroidir le sujet.

3. Lorsque le sujet a atteint une température normale comprise entre 37°/38°, remplacez la feuille humide par une feuille sèche.

4. Surveillez les signes vitaux et la température corporelle du sujet jusqu'à l'arrivée des secours.

8.6.2 Hypothermie

L'hypothermie se produit lorsque la température corporelle descend en dessous de 35°. Les effets dépendent de la vitesse à laquelle cette température corporelle a été atteinte. Lorsque l'hypothermie se produit, les vaisseaux sanguins dans le tissu cutané ne reçoivent plus de sang car le corps concentre le flux sanguin pour garder les organes vitaux tels que le cœur et le cerveau actifs.

Bien qu'une hypothermie légère puisse être traitée, dans les cas graves où le corps atteint une température inférieure à 30 °, cette condition devient très souvent fatale. Dans tous les cas, il est important de poursuivre les procédures d'urgence jusqu'à l'arrivée des secours, car il peut y avoir des chances de guérison.

Symptômes

- Tremblements et teint pâle, peau sèche et froide
- Apathie, désorientation et irritabilité
- Léthargie ou altération de l'état de conscience
- Respiration lente et faible
- Rythme cardiaque lent et faible

Intervention

1. Accompagnez le sujet dans un endroit abrité dès que possible et protégez-le du vent ou d'autres événements météorologiques.

2. Protégez le sujet du sol. Si disponible, invitez-le à s'allonger sur une épaisse couche de matériau isolant comme des branches, des sacs de couchage, des couvertures ou des journaux. Enveloppez le sujet dans des couvertures isothermes ou en utilisant d'autres matériaux isolants et chauffants.

3. Si possible, enlevez les vêtements mouillés ou humides et gardez votre tête au chaud. Contactez les numéros d'urgence.

4. Dans le cas où le sujet est alerte, offrez-lui des boissons ou des aliments énergisants.

5. Surveillez les signes vitaux et la température corporelle jusqu'à l'arrivée des secours.

CHAPITRE 9
Piqûres, morsures, poisons et corps étrangers

9.1 Types de poisons

Le poison est une toxine, qui est une substance qui, lorsqu'elle est absorbée par le corps en certaines quantités, peut causer des dommages temporaires ou permanents.

Les poisons peuvent être pris par voie orale, absorbés par les tissus cutanés, inhalés, pulvérisés dans les yeux ou injectés. Dès que les toxines pénètrent dans le corps, elles peuvent se glisser dans la circulation sanguine et être transportées vers tous les organes et tissus.

Les symptômes et les signes d'empoisonnement sont différents et changent selon le type de poison. Certains peuvent se développer rapidement tandis que d'autres montrent les premiers signes après plusieurs jours. Dans la plupart des cas, les vomissements sont un symptôme présent dans les poisons oraux, tandis que la difficulté dans les voies respiratoires est typique des toxines inhalées.
Certaines substances toxiques, telles que les produits chimiques et les drogues, sont définies comme synthétiques. Beaucoup de ces poisons sont présents dans les environnements domestiques et s'ils sont pris à fortes doses, ils peuvent être potentiellement toxiques.

D'autres poisons peuvent être trouvés dans l'environnement naturel, par exemple dans les plantes ou les insectes. Ils peuvent produire des poisons qui peuvent irriter la peau en frottant, en mordant ou en perforant.

Absorption	Poison	Effets possibles
Oral	-Drogues et alcool -Produits de nettoyage -Produits de jardinage et d'amateur -Plantes toxiques -Bactéries alimentaires	*-Nausées et vomissements* *-Douleur abdominale* *-Arythmie* *-État de conscience altéré*
Contact avec l'épiderme	-Produits de nettoyage -Produits de jardinage et d'amateur -Poisons industriels -Plantes toxiques	*-Douleur* *-Enflure* *-Rougissement* *-Démanger* *-Contusions*
Inhalation	-Fumées de produits de nettoyage et d'amateurs -Poisons industriels -Fumée des incendies	*-Difficultés respiratoires* *-Hypoxie* *-Cyanose*
Contact avec les yeux	-Produits de nettoyage	*-Douleur et larmoiement*

	-Produits de jardinage et d'amateur -Poisons industriels -Plantes toxiques	*-Vue floue*
Injection	-Drogues -Morsures et piqûres d'animaux venimeux	*-Douleur, rougeur et gonflement de la zone touchée* *-Vue floue* *-Nausées et vomissements* *-Difficultés respiratoires* *-État de conscience altéré* *-Choc anaphylactique*

9.2 Ingestion de poison par voie oral

Les poisons pris par voie orale peuvent avoir des conséquences négatives sur la fonctionnalité du tube digestif ou, s'ils peuvent pénétrer dans la circulation sanguine, sur tout le corps.

Certains produits chimiques utilisés dans l'environnement domestique pour le nettoyage ou la peinture peuvent avoir des effets toxiques ou corrosifs s'ils sont ingérés. Les médicaments ont également des effets négatifs s'ils sont pris en quantités trop élevées par rapport à ce qui est prescrit. De plus, certaines plantes comme les champignons ou les baies peuvent être toxiques pour l'homme.

Symptômes

- Ingestion ou exposition à une substance toxique

- Vomissements et diarrhée

- Crampes et douleurs abdominales

- Sensation de chaleur

- État de conscience altéré

- Saisies

Intervention

6. Si le sujet est dans un état de conscience, demandez-lui ce qu'il a ingéré, quand et en quelle quantité. Vérifiez les indices qui peuvent aider à identifier le poison.

7. Contactez les numéros d'urgence et fournissez autant de détails que possible concernant l'empoisonnement.

8. Surveillez les signes vitaux en attendant de l'aide. Si le sujet n'est pas conscient, ouvrez les voies respiratoires et vérifiez que la respiration est présente.

9.3 Intoxication causée par des drogues ou des médicaments

Ce type d'empoisonnement survient à la suite d'une surdose due à la consommation élevée de médicaments ou de médicaments. Les effets changent selon le type de salle louée et la façon dont ils sont loués.

Catégorie	Symptômes
Analgésiques (aspirine, paracétamol, etc.)	- Nausées, vomissements, vertiges - Confusion - Douleur abdominale - Bourdonnements dans vos oreilles
Antidépresseurs et tranquillisants	- Léthargie jusqu'à l'inconscience - Souffle superficiel - Rythme cardiaque irrégulier et faible
Stimulants et hallucinogènes (amphétamines, ecstasy, LSD, cocaïne, drogues douces, etc.)	- Excitation, hyperactivité, agitation - Transpiration et tremblements - Douleur thoracique - Hallucinations - Pupilles dilatées
Stupéfiants (morphine, héroïne, opiacés)	- Confusion - Respiration lente et faible - Nausées et vomissements - Mal de tête - Elèves sous contrat
Solvants (colles, essence, etc.)	- Hallucinations - État d'inconscience
Anesthésiques (kétamine)	- Respiration faible

	-Hallucinations -Somnolence

Intervention

9. Si le sujet est dans un état de conscience, aidez-le à s'asseoir et demandez-lui ce qui a été pris et en quelles quantités.

10. Contactez les numéros d'urgence en fournissant tous les détails.

11. Surveillez les signes vitaux du sujet jusqu'à l'arrivée des secours.

9.4 Intoxication causée par l'alcool

La consommation élevée de substances à base d'alcool est capable d'inhiber l'activité du système nerveux central et du cerveau. Dans les cas où la prise est prolongée ou excessive, des altérations de l'état physique et mental du sujet peuvent survenir, jusqu'à atteindre l'état d'inconscience.

Symptômes

- Odeur d'alcool et bouteilles d'alcool à proximité

- État de conscience altéré

- Visage rougi

- Respiration profonde et bruyante

- Pulsations accélérées

- Pupilles dilatées

Intervention

12. Couvrez le sujet avec une couverture ou une veste pour le protéger du froid.

2. Vérifiez que le sujet n'a pas d'autres conditions médicales telles que des blessures ou des fractures.

3. Surveillez les signes vitaux jusqu'à ce que le sujet soit complètement rétabli. En cas de doute sur l'état de santé du sujet, il est conseillé de contacter les numéros d'urgence.

9.5 Morsure d'animal

La morsure d'un animal, même si elle n'est pas toxique, peut causer des lésions tissulaires et laisser des plaies qui pourraient introduire des germes et des bactéries dans le corps.

L'une des infections les plus dangereuses de ce type est la rage, une infection virale potentiellement mortelle qui affecte le système nerveux. Ce virus se trouve dans la salive des animaux infectés et peut être transmis à l'homme par la morsure.

Si vous vous trouvez dans un pays à risque de rage et que vous êtes mordu par un animal potentiellement infecté, vous devriez consulter un médecin pour demander les médicaments appropriés.

Intervention

1. Lavez la plaie causée par la morsure avec de l'eau tiède et du savon pour réduire le risque d'infection.

2. Essuyez la zone touchée avec de la gaze stérile ou du coton. Si la plaie est profonde, appliquez une légère pression avec de la gaze pour arrêter le saignement. Couvrez avec un pansement adhésif et fixez-le avec des bandages.

3. Accompagner le sujet à l'hôpital si la plaie est près d'une articulation, profonde ou si la fuite de sang est persistante et abondante.

9.5.1 Piqûre d'insecte

Les abeilles, les guêpes ou les frelons sont les insectes qui piquent le plus souvent les humains. Habituellement, ces piqûres sont douloureuses mais pas dangereuses pour la santé humaine. Néanmoins, il convient de noter que certaines piqûres d'insectes peuvent provoquer des réactions graves, ainsi que des morsures dans la bouche ou à l'intérieur de la gorge peuvent obstruer les voies respiratoires.

Dans tous les cas, il est toujours important de vérifier les symptômes de réactions allergiques qui pourraient provoquer un choc anaphylactique.

Symptômes

- Douleur à l'endroit affecté
- Rougeur et gonflement dans la zone proche la morsure

Intervention

1. Si la perforation est visible, frottez la zone le plus rapidement possible à l'aide des extrémités d'une carte de crédit ou du bout des doigts.

2. Appliquez une compresse froide sur la zone touchée pour réduire l'enflure. Laissez-le agir pendant environ 20 minutes.

3. Surveillez les signes vitaux et l'apparition de réactions allergiques telles qu'une respiration sifflante, une rougeur, un gonflement ou des démangeaisons.

4. Contactez les numéros d'urgence si le sujet présente des symptômes de choc anaphylactique tels que des difficultés respiratoires, une enflure du visage et du cou.

5. Si le sujet a été piqué à la bouche, il est possible que les tissus de la cavité buccale ou de la gorge gonflent provoquant des difficultés respiratoires. Dans ce cas, fournissez au sujet des glaçons à garder dans la bouche ou de l'eau froide à boire. Contactez les numéros d'urgence si la zone a un gonflement.

9.5.2 Piqûre de tique

Les tiques sont de petits insectes qui vivent dans l'herbe et les zones boisées. Pour survivre, ils s'attachent à d'autres animaux et aux humains, les mordant et suçant leur sang.

Ils sont généralement faciles à repérer sur le corps humain car ils atteignent la taille de 0,5 centimètre. Ces insectes sont dangereux et doivent être enlevés dès que possible car ils peuvent causer des infections telles que la maladie de Lyme.

Intervention

1. À l'aide d'une pince à épiler ou d'une pince, saisissez la tête de la tique le plus près possible du tissu cutané.

Poussez la tête de l'insecte vers l'avant avec un mouvement doux et ferme. N'appliquez pas trop de pression, car cela pourrait faire en sorte que certaines parties de la bouche de l'insecte restent dans le tissu cutané ou que la tique vomisse des liquides remplis de bactéries à l'intérieur de la morsure.

2. Placez la tique dans un récipient hermétique pour effectuer les analyses nécessaires.

3. Contactez votre médecin pour vérifier la présence d'infections.

9.5.3 Morsure de serpent

Les morsures de serpents ne sont pas fréquentes en Italie, mais lorsque vous êtes à l'extérieur ou dans les zones boisées, vous pouvez rencontrer l'un de ces reptiles.

Habituellement, ce type de morsure n'a pas de conséquences graves sur la santé humaine, néanmoins il est important de demander un contrôle médical pour faire un contrôle sur la plaie. Dans la mesure du possible, il est bon de noter l'heure de la morsure et l'apparition du serpent, afin de faciliter son identification et le type de venin libéré.

Symptômes

- Deux marques de perforation dans la zone touchée

- Douleur, rougeur et enflure

- Nausées et vomissements

- Vue floue

- Augmentation de la salivation et de la transpiration

- Difficultés respiratoires

1. Aidez le sujet à s'asseoir et rassurez-le. Demandez-lui de ne pas bouger ses membres pour empêcher la propagation du poison dans le corps. Si le sujet a été mordu au bras, immobilisez le membre avec un harnais. Dans le cas où le sujet a été mordu à la jambe, immobilisez le membre en l'attachant avec l'autre avec un bandage. En attendant, contactez les numéros d'urgence.

2. Surveillez les signes vitaux jusqu'à l'arrivée des secours.

9.5.4 Piqûres par un animal marin

La piqûre d'une méduse est le cas le plus courant dans lequel un animal marin pique un humain. En réalité, il existe de nombreux autres poissons qui utilisent des substances toxiques pour se défendre. La plupart de ceux qui vivent dans les eaux de la Méditerranée ne sont pas dangereux, mais dans les pays tropicaux, il est possible de rencontrer des créatures marines capables de provoquer un empoisonnement grave.

Symptômes

* Douleur, rougeur et gonflement dans la zone touchée

* Nausées et vomissements

* Mal de tête

Intervention

1. Invitez le sujet à s'asseoir ou à s'allonger et à immerger la partie du corps affectée dans de l'eau chaude pendant au moins 30 minutes, afin de désactiver les

cellules toxiques. Si l'eau chaude n'est pas disponible, nettoyez la piqûre avec beaucoup d'eau de mer.

Si le sujet a été piqué par une méduse, vous pouvez laver la plaie avec du vinaigre.

2. Surveillez les signes vitaux et vérifiez les symptômes typiques d'une réaction allergique tels que la difficulté à respirer ou les démangeaisons.

3. Si l'état du sujet s'aggrave ou si une réaction allergique grave se produit, contactez les numéros d'urgence.

9.5.5 Autres morsures et piqûres

Les piqûres de certaines araignées, scorpions et moustiques peuvent être dangereuses pour la santé humaine. Dans ce cas également, il est nécessaire de porter une attention maximale aux morsures et aux piqûres dans la cavité buccale, car elles pourraient provoquer un gonflement pouvant bloquer les voies respiratoires.

Certaines personnes peuvent également développer des réactions allergiques qui pourraient se transformer en choc anaphylactique.

Symptômes

- Douleur, rougeur et gonflement dans la zone touchée

- Nausées et vomissements

- Mal de tête

Intervention

1. Aidez le sujet à s'asseoir et rassurez-le.

2. Si possible, soulevez la zone du corps touchée. Placez une compresse froide sur la zone pendant au moins 20 minutes pour réduire le risque d'enflure et de douleur.

3. Surveillez les signes vitaux et vérifiez les symptômes liés à une réaction allergique tels qu'une respiration sifflante, une rougeur, un gonflement ou des démangeaisons. S'il y a de tels signes, contactez les numéros d'urgence.

4. Contactez les numéros d'urgence même si le sujet a été piqué par un scorpion ou une araignée venimeuse.

9.6 Extraction d'une écharde

Il n'est pas rare qu'un éclat de métal, de verre ou de bois pénètre dans le tissu cutané. Bien que ce ne soit pas une situation grave, ces corps étrangers sont souvent sales et peuvent donc transporter des bactéries.

Dans la plupart des cas, une écharde peut être facilement enlevée à l'aide d'une pince à épiler. Dans le cas où le corps étranger est collé profondément, est situé à une articulation ou est difficile à extraire, il est préférable de ne pas retirer l'écharde et de demander un soutien médical.

Intervention

1. Nettoyez la zone autour de l'écharde avec du savon et de l'eau tiède.

2. Gardez la pince à épiler près de l'extrémité inférieure et essayez de saisir l'écharde le plus près possible de la peau.

3. Extraire l'éclat suivant une trajectoire linéaire par rapport à l'angle d'insertion du corps étranger.

4. Appuyez doucement sur la plaie pour provoquer une fuite de sang. Cette étape est utile pour nettoyer les résidus de saleté déposés à l'intérieur du tissu cutané.

5. Nettoyez la plaie et couvrez-la d'un pansement.

6. Des précautions particulières doivent être prises si la plaie est très sale ou si le sujet n'est pas vacciné contre le tétanos. Dans ces cas, il est conseillé de consulter un médecin.

9.7 Extraction d'un corps étranger ingéré

Un corps étranger peut être avalé par erreur, par exemple un adulte peut accidentellement manger un os, tandis qu'un petit enfant peut avaler un jouet.

Bien que de nombreux corps étrangers soient capables de traverser le système digestif, certains peuvent bloquer ou percer des organes.

Intervention

1. Rassurez le sujet et essayez de comprendre quel type de corps étranger a été ingéré.

2. Si nécessaire, contactez les numéros d'urgence ou le médecin traitant.

3. Évitez que le sujet provoque des vomissements car cela pourrait aggraver la situation. Surveillez les signes vitaux jusqu'à l'arrivée des secours.

9.7.1 Extraction d'un corps étranger dans l'œil

La poussière, les cils ou les lentilles cornéennes peuvent facilement être lavés et enlevés de la surface oculaire. Cependant, si vous avez de la difficulté à retirer un corps étranger de l'œil, il est important de ne pas essayer de l'extraire : ce geste pourrait endommager le globe oculaire. Dans ces cas, il est essentiel de se rendre à la salle d'urgence la plus proche dès que possible.

Symptômes

- Troubles visuels anormaux

- Douleur ou inconfort

- Rougeur de l'œil et larmoiement

- Spasme fréquent de la paupière

Intervention

1. Invitez le sujet à ne pas toucher ses yeux. Demandez-lui de s'asseoir et de regarder une source de lumière.

2. Debout à côté ou derrière le sujet, gardez leurs paupières ouvertes avec vos doigts et demandez-leur de regarder à droite, à gauche, de haut en bas. Pendant ce temps, examinez chaque partie de l'œil pour identifier le corps étranger.

3. Si un corps étranger est trouvé dans la partie blanche de l'œil, lavez-le en versant de l'eau propre d'un verre ou d'une carafe. Avant de faire cette opération, mettez une serviette autour des épaules du sujet pour le protéger de l'eau. Gardez l'œil ouvert avec vos doigts et versez de l'eau de l'intérieur de l'œil, de sorte que l'eau s'écoule sur le séchage spécialement placé.

4. Si le corps étranger est toujours à l'intérieur de l'œil, essayez de le retirer à l'aide d'un coton-tige humide ou de la pointe d'un mouchoir.

5. Si le corps étranger n'est pas extrait, consulter un médecin.

9.7.2 Extraction d'un corps étranger dans l'oreille

La présence d'un corps étranger à l'intérieur de l'oreille pourrait provoquer une occlusion du conduit auditif et la surdité temporaire qui en résulte. Dans certains cas, les corps étrangers peuvent endommager le tympan, pour cette raison, il n'est absolument pas recommandé d'essayer de retirer les objets déposés à l'intérieur de l'oreille. Il existe un risque élevé d'aggraver la situation et de pousser le corps étranger encore plus loin à l'intérieur du conduit auditif.

Intervention

1. Rassurez le sujet et accompagnez-le à l'hôpital le plus proche. N'essayez pas d'enlever l'objet à l'intérieur de l'oreille.

2. Rassurez le sujet pendant toute la durée du voyage ou jusqu'à l'arrivée des secours.

3. Dans le cas où le corps étranger est un insecte, vous pouvez essayer de l'enlever. Dans ce cas, il est nécessaire d'inviter le sujet à s'asseoir et de lui demander d'incliner la tête de manière à avoir l'oreille obstruée vers le haut. Versez doucement de l'eau tiède dans l'oreille. De cette façon, l'insecte devrait émerger et sortir du conduit auditif. Si cette technique ne fonctionne pas, consultez un médecin.

9.7.3 Extraction d'un corps étranger par le nez

Les corps étrangers présents dans les cavités nasales peuvent causer une infection et, si l'objet est pointé, des lésions tissulaires. Dans ces cas, il est important de ne pas essayer d'enlever le corps étranger car cela pourrait causer des blessures ou pousser l'objet vers l'intérieur de la cavité nasale.

Symptômes

- Difficulté à respirer, respiration nasale et bruyante

- Gonflement du nez

- Saignements de nez

Intervention

1. Invitez le sujet à se taire et invitez-le à respirer normalement par la bouche. Rappelez au sujet de ne pas essayer d'enlever le corps étranger avec vos doigts et de ne pas toucher le nez.

2. Accompagner le sujet à l'hôpital le plus proche afin que le corps étranger puisse être enlevé en toute sécurité par le personnel hospitalier.

CHAPITRE 10
Affections médicales

10.1 Crise cardiaque

Dans la plupart des cas, les crises cardiaques sont causées par une obstruction soudaine des vaisseaux sanguins, ce qui empêche une bonne circulation sanguine. Par exemple, il peut être causé par un caillot dans une artère. Le principal risque dans ces cas est que le cœur cesse de battre.

Les effets d'une crise cardiaque peuvent être d'une ampleur variable car ils dépendent de la partie du muscle cardiaque affectée.

- Symptômes
- Douleur thoracique persistante pouvant s'étendre à la mâchoire ou à un ou plusieurs bras.
- Respiration courte
- Douleur dans le haut de l'abdomen
- Effondrement soudain
- Étourdissements soudains ou évanouissements
- Sentiment de mort imminente
- Coloration des lèvres tendant vers le bleu et la pâleur
- Arythmie
- Transpiration excessive

Intervention

1. Contactez immédiatement les numéros d'urgence.

2. Aidez le sujet à s'asseoir dans une position confortable afin qu'il puisse soulager la pression sur la poitrine. Habituellement, la position la plus appropriée est au milieu de la session : la tête et les épaules reposant à 45 degrés et les genoux pliés.

3. Vous pouvez inviter le sujet à prendre une dose d'aspirine en la mâchant lentement. Ignorez cette étape si vous n'êtes pas sûr d'être allergique au médicament.

4. Surveillez les signes vitaux jusqu'à l'arrivée des secours. Si le sujet devient inconscient, ouvrez les voies respiratoires et contrôlez sa respiration.

10.1.1 Crise cardiaque

La crise cardiaque se produit lorsque le sang n'atteint pas correctement le cerveau. C'est l'une des principales causes de décès en Italie et dans le monde.

En général, il s'agit d'une condition médicale qui affecte les personnes âgées à la suite de problèmes liés à la circulation sanguine et à l'hypertension artérielle. La plupart des crises cardiaques sont causées par un caillot formé dans un vaisseau sanguin qui bloque la circulation sanguine dans une partie du cerveau. Dans certains cas, les crises cardiaques peuvent être causées par un vaisseau sanguin qui se rompt provoquant des saignements dans le cerveau.

Symptômes

- Faiblesse des muscles faciaux, incapacité à sourire

- Faiblesse dans les bras, incapacité à lever un bras

- Difficulté à parler

- Faiblesse ou engourdissement du visage, du bras ou d'une partie du corps

- État confusionnel ou perte d'équilibre

- Maux de tête soudains

Intervention

1. Regardez le visage du sujet et demandez-lui de sourire. En cas de crise cardiaque, vous ne pourrez peut-être sourire que d'un côté de votre visage.

2. Demandez au sujet de lever les bras. En cas de crise cardiaque, il peut ne pouvoir soulever qu'un membre.

3. Posez au sujet quelques questions simples pour vérifier sa capacité à s'exprimer correctement.

4. Contactez les numéros d'urgence si un ou plusieurs des signes que vous venez de vérifier apparaissent.

5. Rassurez le sujet et évitez de prendre des liquides ou de la nourriture car il pourrait avoir de la difficulté à avaler correctement. Surveillez les signes vitaux jusqu'à l'arrivée des secours.

10.2 Diabète sucré

Il s'agit d'une maladie chronique dans laquelle le corps ne produit pas suffisamment d'insuline. L'insuline est une substance produite par le pancréas dont le travail est de réguler le taux de sucre dans le sang.

En fait, le diabète sucré peut survenir sous forme d'hyperglycémie lorsque la glycémie est supérieure à la normale, ou sous forme d'hypoglycémie lorsque les sucres sont inférieurs à la plage.

10.2.1 Types de diabète

Les deux principales catégories de diabète sont connues sous le nom de diabète de type 1 et de diabète de type 2. Le diabète de type 1, également appelé diabète insulinodépendant, se développe souvent pendant l'enfance ou l'adolescence et son origine se trouve dans le système immunitaire. Ce dernier détruit en effet les cellules du pancréas responsables de la production d'insuline, privant l'organisme des quantités nécessaires à son bon fonctionnement.

L'insuline peut être administrée sous forme d'injections quotidiennes ou d'administration au moyen d'un instrument équipé d'aiguilles qui peut surveiller les niveaux d'insuline tout au long de la journée et libérer la substance au besoin.

Le diabète de type 2, d'autre part, se développe lorsque le corps ne produit pas assez d'insuline ou développe une résistance à l'insuline produite par le pancréas. Habituellement, ce type de diabète est une conséquence directe de l'obésité, d'un mauvais mode de vie ou de la génétique. Jusqu'à il y a quelques décennies, c'était une condition médicale qui touchait principalement les personnes de plus de 40 ans, malheureusement ces dernières années, le nombre de jeunes sujets souffrant de diabète de type 2 a augmenté. Heureusement, c'est une condition médicale qui peut être contrôlée par l'alimentation, l'exercice et le contrôle du poids.

10.2.1 Hyperglycémie

L'hyperglycémie est causée par une grande quantité de sucres dans la circulation sanguine. Cette condition peut se développer lentement sur une période allant de quelques heures à quelques jours.

Une personne souffrant d'hyperglycémie atteindra l'état de coma diabétique en perdant conscience. Cette situation nécessite un traitement hospitalier urgent.

Certains sujets portent des bracelets ou des étiquettes utiles pour signaler leur état clinique à d'éventuels sauveteurs.

Symptômes

- Peau chaude et sèche

- Rythme cardiaque et respiration rapides

- Souffle doux et soif excessive

- Somnolence jusqu'à inconscience

Intervention

1. Contactez les numéros d'urgence et expliquez-leur la situation.

2. Surveillez les signes vitaux jusqu'à l'arrivée des secours. Si le sujet devient inconscient, ouvrez les voies respiratoires et contrôlez sa respiration.

10.2.2 Hypoglycémie

C'est une condition médicale dans laquelle les niveaux de sucre dans le sang tombent en dessous de la plage normale. Il se produit lorsque l'équilibre entre l'insuline et le sucre est perturbé, par exemple à la suite d'un exercice excessif ou de sauter un ou plusieurs repas. C'est une affection courante chez les personnes qui ont récemment reçu un diagnostic de diabète et qui apprennent encore à maintenir leur glycémie en équilibre.

L'hypoglycémie se caractérise par une détérioration rapide de l'état de conscience et, beaucoup plus rarement, est suivie de convulsions.

Les personnes qui souffrent de cette condition médicale portent généralement les kits nécessaires pour vérifier les niveaux de sucre dans le sang et prendre de l'insuline si nécessaire.

Symptômes

- Fatigue, faiblesse ou faim
- Irritabilité et confusion
- Rythme cardiaque rapide
- Palpitations et spasmes musculaires

Intervention

1. Aidez le sujet à s'asseoir. Si vous avez une réserve de sucre avec vous pour les urgences telles que le gel de glucose, aidez-vous à l'obtenir. Alternativement, fournir au sujet 15-20 grammes de glucose ; Par exemple, des jus de fruits ou des cuillères à café de sucre.

2. Si le sujet répond rapidement au traitement, offrez-lui d'autres aliments ou boissons sucrés et laissez-le se reposer jusqu'à ce qu'il se sente mieux. Aidez-le à trouver le kit pour vérifier les niveaux de glucose et surveiller son état jusqu'à ce qu'il se rétablisse.

3. Si l'état du sujet ne s'améliore pas, vérifiez qu'il n'y a pas d'autres conditions médicales en place. Contactez les numéros d'urgence et surveillez les signes vitaux jusqu'à l'arrivée des sauveteurs.

10.3 Convulsions chez les adultes

Les crises d'épilepsie, ou convulsions, se manifestent sous la forme de contractions musculaires involontaires de tous les muscles du corps. C'est un problème lié à l'activité cérébrale dans le cerveau.

En général, lors d'une crise, le sujet entre dans un état de conscience altéré ou absent. La principale cause de ce type de crise est l'épilepsie, tandis que d'autres déclencheurs peuvent être des blessures à la tête, de faibles niveaux d'oxygène ou de glucose dans le cerveau, des maladies neurodégénératives ou la consommation de poison.

Les crises d'épilepsie sont dues à des altérations récurrentes de l'activité cérébrale et surviennent soudainement. Dans certains cas, avant une crise, le sujet peut percevoir un signal sous la forme d'une sensation étrange ou d'une odeur ou d'un goût particulier.

Quelles que soient les causes de la crise d'épilepsie, dans ces situations, la priorité est de s'assurer que le sujet garde les voies respiratoires ouvertes et de surveiller les signes vitaux jusqu'à ce que l'état de conscience se rétablisse.

Séquence d'une crise d'épilepsie

- Perte de conscience soudaine

- Rigidité et dos courbé

- Essoufflement et bruyant

- Début des crises

- Apparition possible de salive sur les bords des lèvres

- Perte possible de contrôle de l'intestin ou de la vessie

- Relaxation musculaire et retour à la respiration normale

- Retour à l'état de conscience

- Sensation possible de fatigue et de somnolence

Intervention

1. Faites de la place autour du sujet et demandez aux personnes présentes de s'éloigner. Enlevez les éventuels objets dangereux et notez l'heure du début de la crise.

2. Protégez la tête du sujet des objets environnants et, si possible, placez des oreillers sous la tête et le cou.

3. Une fois les crises terminées, ouvrez les voies respiratoires du sujet et contrôlez sa respiration. Placez le sujet dans la position de sécurité.

4. Surveillez les signes vitaux jusqu'à ce que le sujet se rétablisse complètement et vérifiez la durée totale de la crise.

10.3.1 Convulsions chez les enfants

Les convulsions chez les enfants sont très souvent causées par une augmentation de la température corporelle à la suite d'une infection, par exemple dans les voies respiratoires ou les oreilles. Ce sont des convulsions fébriles qui se produisent parce que le cerveau des enfants n'est pas encore capable de garder une température trop élevée sous contrôle.

Bien que ces crises puissent être alarmantes pour de nombreux parents, elles ne sont généralement pas dangereuses.

Symptômes

- État de conscience altéré

- Tremblement intense avec les poings serrés et le dos arqué

- État fébrile

- Les yeux tournés ou fixant dans le vide

- Apnée avec visage rougi et enflé

- Vomissements ou perte de contrôle de la vescie et des intestins

Intervention

1. Placez des oreillers autour de l'enfant pour éviter que des mouvements brusques ne causent des blessures. N'essayez pas de retenir le bébé.

2. Une fois les convulsions terminées, refroidissez le bébé en enlevant les couvertures et les vêtements et en assurant une bonne ventilation dans la pièce.

3. Placez votre enfant dans la position du côté sécuritaire et contactez les numéros d'urgence.

4. Surveillez les signes vitaux jusqu'à l'arrivée de l'ambulance.

10.4 Septicémie

La septicémie est une complication que le corps peut développer à la suite d'une infection aiguë et dans laquelle les organes internes et les tissus sont endommagés.

Bien que l'infection soit assez courante, la septicémie est une complication plus rare qui peut se développer lorsque l'infection n'est pas guérie par des traitements. C'est une condition médicale qui cause de nombreux décès dans le monde, y compris ceux dus au sida, aux infections urinaires ou à la pneumonie.

La septicémie est plus fréquente chez les jeunes, les personnes âgées et les personnes souffrant de conditions médicales qui affectent le système immunitaire. Il est souvent difficile à reconnaître car les symptômes initiaux ne sont pas spécifiques. D'autre part, les chances de survie dépendent de la rapidité de la reconnaissance et de l'intervention.

Symptômes

Évaluer le risque de septicémie si le sujet a une infection reconnue ou soupçonnée et présente certains des symptômes suivants :

- Dyspnée sévère ou respiration rapide et faible

- Douleur intense

- Manque de miction

- Teint pâle

- Mains et pieds froids

- Confusion et difficulté à parler

Intervention

1. Si une septicémie est suspectée, contactez immédiatement les numéros d'urgence. N'attendez pas pour vérifier s'il y a d'autres symptômes.

2. Rassurez le sujet en traitant l'état fiévreux. Surveillez les signes vitaux jusqu'à l'arrivée des secours.

10.5 Méningite

La méningite est une infection des membranes entourant le cerveau et la colonne vertébrale. Cette condition peut être causée par un virus ou une bactérie.

La méningite d'origine bactérienne peut provoquer une septicémie et être mortelle ou, en cas de survie, entraîner de graves handicaps. Dans de nombreux cas, l'aggravation se produit très rapidement, en particulier lorsque la méningite affecte les enfants.

Symptômes

- Un ou plusieurs symptômes liés à la septicémie
- Température corporelle élevée et autres symptômes fébriles
- Maux de tête sévères
- Raideur de la nuque
- Vomir
- Sensibilité à la lumière
- Dans les cas graves, l'apparition d'éruptions cutanées rouges ou violacées

Intervention

1. Contactez immédiatement les numéros d'urgence si vous ressentez un ou plusieurs symptômes. N'attendez pas que d'autres signes apparaissent.

2. Vérifiez s'il y a des éruptions cutanées rouges ou violacées.

3. Rassurez le sujet et traitez l'état fiévreux. Surveillez les signes vitaux jusqu'à l'arrivée des secours.

10.6 Crise mentale

La santé mentale est un état de bien-être général qui permet à chaque être humain de faire face aux stress présents dans la vie quotidienne. En moyenne, une personne sur quatre éprouve une forme de problème qui affecte sa santé mentale au cours de sa vie.

Bien que le stress soit un élément qui fait partie de la vie de chacun, pour certaines personnes, lorsqu'il est excessif, il peut devenir dangereux.

Le stress chronique peut causer des problèmes de santé mentale tels que la dépression, l'anxiété, les troubles de l'alimentation, la psychose ou la toxicomanie.

Cette condition peut avoir différentes origines : stress physique (maladies chroniques), stress environnemental (isolement social, problèmes financiers, etc.), stress émotionnel (difficultés conjugales, relations négatives, abus sexuels, etc.).

En identifiant la source du stress chronique, il est possible de réduire les problèmes de santé mentale et d'éviter que la situation ne s'aggrave.

Symptômes

- Manque de soutien social, sentiment d'inutilité et manque de confiance en soi

- Troubles du sommeil, insomnie et changement d'appétit

- Dépression et/ou anxiété

- Symptômes physiques possibles tels que transpiration, tremblements, douleurs thoraciques, hyperventilation, confusion

- Peur de perdre le contrôle, manque d'affection, désir de mort ou de suicide

- Automutilation ou toxicomanie

Intervention

1. Écoutez le sujet avec empathie et encouragez-le à parler librement. Rassurez-le en lui disant qu'il ne sera pas jugé et respectez sa vie privée. Offrez un soutien émotionnel.

2. Encouragez-le à chercher un soutien professionnel et invitez-le à parler à quelqu'un qui peut l'aider.

3. Si le sujet essaie de se blesser, ne le critiquez pas pour le geste. Offrez de l'aide pour traiter toute blessure si le sujet est d'accord.

4. Si le sujet montre des instincts suicidaires, invitez-le à contacter un ami proche, un membre de sa famille ou un professionnel. Si vous avez tenté de vous suicider, contactez immédiatement les numéros d'urgence.

10.7 Évanouissement

L'évanouissement représente une brève perte de conscience causée par une réduction temporaire du flux sanguin vers le cerveau. Cela pourrait être une réaction à la douleur, à l'épuisement, au manque de nourriture ou au stress émotionnel.

Les évanouissements sont fréquents après de longues périodes d'inactivité telles que la position assise, en particulier dans les endroits particulièrement chauds. L'inactivité, en fait, provoque une stagnation du sang dans les jambes réduisant la quantité de flux sanguin qui atteint le cerveau.

En général, une victime évanouie se rétablit complètement en peu de temps.

Symptômes

- Brève perte de conscience provoquant la chute du sujet

- Rythme cardiaque lent

- Pâleur, peau froide et transpiration

Intervention

1. Si le sujet se sent faible, invitez-le à s'allonger. Agenouillez-vous à côté de lui et soulevez les jambes du sujet pour améliorer la circulation sanguine vers le cerveau. Vérifiez le visage du pour vérifier la récupération de la conscience.

2. Assurez-vous que le sujet a suffisamment d'air frais : ouvrez les fenêtres ou invitez les passants à s'éloigner.

3. Dès que le sujet reprend conscience, rassurez-le et aidez-le à s'asseoir lentement. S'il montre à nouveau des signes d'évanouissement, invitez-le à s'allonger et à lever les jambes jusqu'à ce qu'il se rétablisse.

10.8 Choc anaphylactique

Le choc anaphylactique est une réaction allergique grave qui affecte tout l'organisme. Il peut se développer dans les secondes ou les minutes suivant le contact avec le déclencheur et peut être potentiellement mortel.

Au cours d'une réaction anaphylactique, le corps libère des substances qui provoquent la dilatation des vaisseaux sanguins, ce qui entraîne une baisse de la pression artérielle et un rétrécissement des voies respiratoires. En outre, la langue et la gorge peuvent gonfler, obstruant davantage le passage de l'air. La réduction de l'oxygène peut provoquer une hypoxie.

Certaines des causes les plus courantes de choc anaphylactique sont les fruits secs, les crustacés, les œufs ou les piqûres d'abeilles et de guêpes.

Les personnes souffrant de choc anaphylactique ont besoin d'un traitement d'urgence par injection d'adrénaline.

Symptômes

- Rougeur, éruption cutanée ou ecchymoses
- Yeux rougis et larmoiements
- Gonflement des mains, des pieds et/ou du visage
- Douleurs abdominales, vomissements et diarrhée
- Difficultés respiratoires possibles
- Pâleur
- Gonflement de la langue et de la gorge
- Sentiment de peur, d'agitation et de confusion
- Signes de choc jusqu'à ce que l'inconscience soit atteinte

Intervention

1. Contactez immédiatement les numéros d'urgence.
2. Si le sujet a une injection d'adrénaline avec lui, aidez-le dans la prise. Fournissez de l'aide uniquement si vous avez été formé pour le faire. En général, il est nécessaire de retirer le capuchon de sécurité, de tenir l'injecteur avec le poing de la main et de le placer sur

la cuisse du sujet jusqu'à ce que l'appareil fasse un clic et libère de l'adrénaline.

3. Aidez le sujet à s'asseoir dans une position qui l'aide à respirer correctement. Si nécessaire, aidez-le à s'allonger avec les jambes levées jusqu'à ce qu'il se rétablisse.

4. Surveillez les signes vitaux jusqu'à l'arrivée des secours.

10.9 Allergie

L'allergie provoque une réaction anormale du système immunitaire lorsque le corps entre en contact avec certains éléments également appelés allergènes.

Habituellement, une réaction allergique se caractérise par des démangeaisons, des ballonnements, une dyspnée ou des difficultés digestives. Dans les cas graves, en quelques minutes, la réaction peut évoluer vers une anaphylaxie ou un choc anaphylactique.

Parmi les allergies les plus courantes figurent celles au pollen, à la poussière, aux fruits secs, aux mollusques, aux œufs, aux piqûres d'abeilles et de guêpes ou à certains médicaments.

Symptômes

- Peau rougie et sensation de démangeaisons
- Yeux rougis et larmoiements
- Dyspnée ou difficulté à respirer
- Gonflement des mains, des pieds et/ou du visage
- Douleurs abdominales, vomissements et/ou diarrhée

Intervention

1. Vérifiez les symptômes et demandez au sujet s'il a des allergies connues.

2. S'il est détecté, retirez l'allergène ou retirez le sujet de celui-ci.

3. Traitez les symptômes présents et, si le sujet en est équipé, invitez-le à prendre son médicament contre les allergies.

4. Si votre état de santé ne s'améliore pas ou si vous présentez des symptômes liés à des difficultés respiratoires, communiquez avec les numéros d'urgence.

5. Surveillez les signes vitaux jusqu'à l'arrivée de l'ambulance.

10.10 Migraine

Souvent, les crises de migraine se produisent sous une forme plutôt forte. Les causes peuvent être de nature diverse telles que l'allergie, le stress, la fatigue, le manque de sommeil, une nutrition insuffisante, la consommation d'alcool ou certains aliments.

Les personnes prédisposées à la migraine dans la plupart des cas sont capables de reconnaître les signes de son apparition et sont équipées de médicaments spéciaux pour la combattre.

Symptômes

- Troubles visuels possibles
- Maux de tête intenses et lancinants d'un ou des deux côtés du crâne

- Douleurs abdominales, nausées et/ou vomissements

- Incapacité à résister à la lumière ou au bruit

Intervention

1. Invitez le sujet à s'allonger ou à s'asseoir dans une position confortable et loin des sources de lumière ou de bruit gênant.

2. Incitez-le à prendre ses médicaments contre la migraine et à se reposer pendant quelques heures dans un endroit calme et sombre.

3. S'il s'agit de la première crise de migraine du sujet, conseillez de consulter votre médecin pour vérifier les causes de l'événement.

10.11 Otite et maux de dents

L'otite résulte d'une inflammation de la partie externe ou interne de l'oreille et s'accompagne souvent de rhume, de grippe et d'amygdalite. Dans certains cas, elle peut être causée par un corps étranger coincé à l'intérieur du conduit auditif ou être le résultat d'un problème dentaire, par exemple un abcès.

L'otite peut également apparaître à la suite d'un vol aérien en raison de changements de pression pendant le décollage et l'atterrissage.

Il peut y avoir une perte temporaire ou une diminution de la capacité auditive, et l'infection pourrait entraîner la formation de pus dans l'oreille moyenne et la déchirure subséquente du tympan et la fuite de pus.

Les maux de dents peuvent être provoqués par une inflammation de la pulpe dentaire à la suite de la formation d'une carie. Lorsque cette condition médicale n'est pas traitée, elle peut provoquer l'apparition d'abcès douloureux et souvent accompagnée d'un gonflement de la région de la mâchoire.

Intervention

1. Si vous êtes un adulte, invitez-vous à prendre du paracétamol ou d'autres analgésiques. S'il s'agit d'un enfant, aidez-le à prendre les montants attendus en fonction de son âge.

2. Fournissez au sujet une source de chaleur, comme une bouillotte, et invitez-le à la placer sur la zone douloureuse.

3. Surtout dans le cas de sujets plus jeunes, contactez le médecin ou le dentiste de référence.

4. S'il y a une fuite d'oreille, de la fièvre ou une perte de capacité auditive, contactez votre médecin.

10.12 Douleurs abdominales

La douleur abdominale est souvent un symptôme lié à des conditions médicales mineures telles que des problèmes digestifs.

Habituellement, la douleur est accompagnée de douleurs abdominales, des douleurs cuisantes qui surviennent principalement pendant l'activité physique. Les douleurs sont causées par la distension et l'obstruction subséquente de l'intestin, ce qui provoque des coliques qui causent de la douleur et, dans certains cas, des vomissements.

Moins généralement, la douleur abdominale peut être un symptôme lié à des conditions médicales plus graves qui affectent les organes internes. Dans le cas où il y a des dommages à l'appendice ou aux intestins, les fluides qu'ils contiennent pourraient se répandre dans la cavité abdominale provoquant une inflammation. Cette condition médicale est appelée péritonite et peut être très dangereuse car elle augmente la pression abdominale et les chances d'entrer en état de choc.

L'inflammation de l'appendice est fréquente surtout chez les enfants. Les principaux symptômes comprennent des douleurs du milieu de l'abdomen à sa partie inférieure droite, une perte d'appétit, des nausées, des vomissements, de la fièvre et une mauvaise haleine. Dans le cas où l'appendice s'est déchiré, il est nécessaire de consulter un médecin d'urgence pour prévenir le développement d'une péritonite.

Intervention

1. Rassurez le sujet et aidez-le à s'allonger dans une position confortable. Si nécessaire, procurez-vous un récipient pour un éventuel haut-le-cœur.

2. Fournissez au sujet une source de chaleur à placer sur la région abdominale, par exemple une bouillotte. En cas de doute sur l'état de santé du sujet ou si la douleur est très intense et accompagnée de fièvre et de vomissements, contactez les numéros d'urgence.

3. Surveillez les signes vitaux du sujet jusqu'à l'arrivée des secours.

10.13 Dysenterie et vomissements

Ces symptômes surviennent souvent à la suite d'une irritation du système digestif. Les deux peuvent être causés par de nombreux organismes tels que des virus, des bactéries ou des parasites. Ils se trouvent souvent à l'intérieur d'aliments ou de boissons contaminés et l'infection générée se transmet facilement d'homme à homme. En cas de dysenterie infectieuse, une bonne hygiène des mains est essentielle pour la prévention.

Les deux conditions sont causées par la perte de sels et de liquides essentiels pour le corps et la déshydratation qui en résulte, néanmoins la dysenterie et les vomissements peuvent apparaître ensemble ou individuellement. Lorsque les deux sont présents, le risque de déshydratation augmente, créant une condition dangereuse, en particulier chez les nourrissons, les enfants et les personnes âgées. La meilleure façon de prévenir la déshydratation est d'inviter le sujet à boire fréquemment de l'eau enrichie en sels minéraux.

Intervention

1. Rassurez le sujet et aidez-le à s'asseoir dans une position confortable. Invitez-le à boire de l'eau avec des sels minéraux ou une boisson non gazeuse, en prenant de petites gorgées fréquentes.

2. Attendez que la dysenterie ou les vomissements se soient installés. Si le sujet a faim, invitez-le à ne manger que des aliments faciles à digérer tels que du pain, du riz ou des pommes de terre pendant les prochaines 24 heures.

3. Invitez le sujet à se reposer et évitez les endroits bondés comme l'école ou le travail pendant au moins deux jours.

4. Dans le cas où les vomissements ou la dysenterie sont intenses et persistants et que le sujet est un enfant ou une personne âgée, consultez votre médecin.

10.14 Accouchement d'urgence

L'accouchement naturel a lieu vers la quarantième semaine de gestation et, dans la plupart des cas, il y a suffisamment de temps pour atteindre l'hôpital et accoucher le nouveau-né dans la sécurité de la salle d'accouchement. Néanmoins, il existe une possibilité rare de naissance prématurée soudaine ou de fausse couche. Ce dernier peut être particulièrement dangereux car il pourrait causer des saignements graves, c'est donc une condition qui nécessite des soins médicaux immédiats.

Dans les rares cas où il est nécessaire de soutenir une mère pendant l'accouchement, il est essentiel de se rappeler qu'il n'est pas nécessaire d'intervenir car le nouveau-né sortira naturellement. Il suffit de réconforter, de soutenir et d'écouter les besoins de la mère en prenant soin d'elle et du nouveau-né.

Intervention

1. Contactez les numéros d'urgence et fournissez autant de détails que possible tels que la durée de chaque contraction et l'intervalle entre chacun d'eux.

2. Aidez la mère à s'asseoir ou à s'agenouiller dans une position confortable. Restez calme et encouragez la mère à respirer profondément pendant les contractions.

3. Massez doucement le bas du dos et en utilisant la paume de votre main. Invitez la mère à se rafraîchir le visage et les mains ou à sucer des glaçons.

4. Dès que le col de l'utérus est complètement dilaté, le nouveau-né exercera une pression contre le plancher pelvien et la mère ressentira le besoin de pousser pour aider le bébé à sortir. Assurez-vous que l'environnement autour de vous est aussi propre que possible pour réduire le risque d'infection et enlevez les vêtements qui pourraient interférer avec la naissance. Placez des serviettes propres sous la mère et encouragez-la à se tenir aussi droite que possible.

5. Le nouveau-né sortira naturellement. Juste à l'extérieur, prenez-le avec un soin extrême et donnez-le dans les bras de la mère. Enveloppez-le avec une serviette ou une couverture propre. Dans le cas où le cordon ombilical est situé autour du cou du bébé et n'est pas trop serré, essayez doucement de le passer à travers la tête et libérez-le.

Si le bébé ne pleure pas, vérifiez immédiatement les voies respiratoires et la respiration en suivant la procédure pour les nourrissons inconscients.

6. Au cours des 30 prochaines minutes, l'utérus expulsera le placenta et le cordon ombilical et se contractera à nouveau, réduisant ainsi les fuites de sang. À ce stade, il est nécessaire de rassurer et de soutenir la mère sans couper le cordon ombilical. Si possible, gardez le placenta et le cordon ombilical intacts, afin qu'ils soient disponibles au cas où le personnel médical aurait besoin d'effectuer des contrôles sur eux.

7. Si les saignements persistent et sont abondants, suivez la procédure de choc hémorragique en aidant la mère à s'allonger avec les jambes levées.

CHAPITRE 11
Trousses et techniques de Premiers secours

11.1 Trousse de Premiers secours

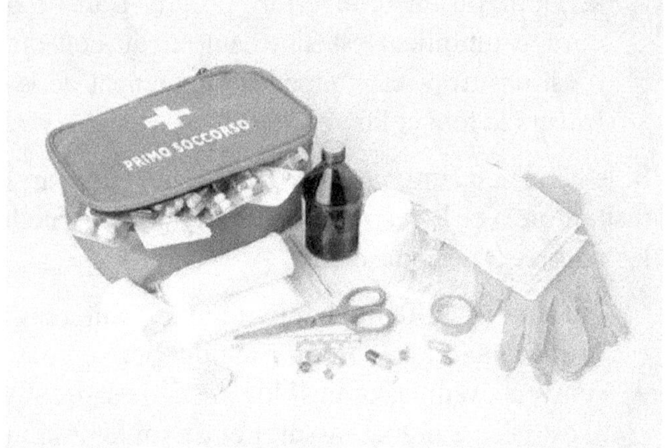

Tous les lieux de travail, les maisons, les espaces publics et les voitures devraient être équipés d'une trousse de Premiers secours.

Les lieux de travail et les espaces publics doivent être équipés de kits conformes aux réglementations légales. Ils doivent être placés dans des conteneurs spéciaux et marqués d'un signe vert avec une croix blanche au centre. De plus, les boîtes doivent être facilement accessibles aux secouristes ou à toute personne qui en a besoin.

Dans le cas des entreprises, les dispositifs médicaux qui doivent être contenus dans le kit varient en fonction du type d'activité et du nombre d'employés. En général, une trousse de Premiers secours de base devrait contenir les instruments médicaux suivants :

- Gants stériles jetables

- Visière antiéclaboussures

- Serviettes jetables stériles

- Pinces à pansement stériles jetables

- Ciseaux

- Garrots

- Thermomètre

- Appareil de mesure de la pression artérielle

- Pack de glace instantané

- Patchs de différentes tailles

- Rouleau de patch de 2,5 cm

- Flacon de povidone-povidone solution cutanée iodée à 10%

- Bouteille de solution saline

- Comprimés de gaze stérile 10x10

- Comprimés de gaze stérile 18x40

- Maille élastique de taille moyenne

- Ouate

- Sacs jetables pour la collecte des déchets médicaux

11.1.1 Application de patchs et de pansements

Il est conseillé de couvrir les plaies avec des pansements spéciaux et des pansements, car ces dispositifs sont capables de prévenir d'éventuelles infections.

De plus, en cas de saignement grave, les patchs sont utiles pour ralentir les fuites de sang.

Si un patch jetable n'est pas disponible, vous pouvez utiliser n'importe quel matériau propre qui peut être sécurisé avec un treillis élastique.

Instructions

- Lavez-vous les mains ou, si ce n'est pas possible, utilisez un gel désinfectant et portez des gants jetables ;

- Couvrez la plaie avec un pansement qui s'étend au-delà des bords de la coupure ;

- Gardez le patch par les bords, en évitant d'entrer en contact avec la zone qui sera appliquée sur la plaie ;

- Remplacez le patch au cas où il bougerait ou ne collerait pas correctement à la plaie ;

- En cas de fuite de sang du patch appliqué, retirez-le et exercez une pression sur la plaie avec un nouveau patch. Dès que le saignement est sous contrôle, fixez le patch avec le maillage élastique ;

- À la fin du traitement, rangez tous les dispositifs médicaux utilisés dans le sac jetable approprié pour la collecte des déchets médicaux.

11.1.2 Application de gaze stérile avec maille élastique

1. Déroulez un peu de maille élastique et jetez le patch en le plaçant directement sur la plaie.

2. Placez le maillage élastique sur le patch en le tenant avec vos mains de chaque côté du patch.

3. Faites le tour du membre pour fixer le patch sur la plaie et continuez jusqu'à ce que le comprimé de gaze soit complètement couvert.

4. Fixez le bandage en faisant un nœud sur les bords de la maille élastique à la gaze. De cette façon, la pression exercée sur la plaie sera plus grande.

5. Vérifiez la circulation du membre et, si nécessaire, dénouez le nœud et répétez l'opération. Vérifiez la circulation toutes les 10 minutes.

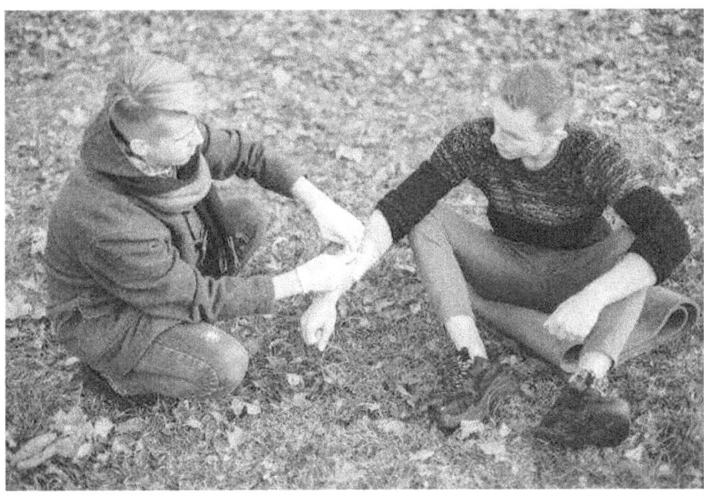

11.1.3 Effectuer un pansement

Les bandages sont importants dans diverses interventions de Premiers secours, par exemple pour contrôler les saignements, pour immobiliser un membre ou pour fixer un comprimé de gaze.

Les bandages peuvent être :

- **Avec tours réguliers :** lorsque vous voulez fixer un comprimé de gaze à un membre.

- **Tubulaire :** lorsque vous voulez bander un doigt ou soutenir une articulation.

- **Triangulaire :** lorsque vous voulez faire un bandage de harnais pour immobiliser un bras.

Instructions

- Expliquez au sujet ce que vous allez faire et invitez-le à s'asseoir ou à s'allonger dans une position confortable ;

- Soutenir la zone du corps blessée pendant le bandage ;

- Passez le bandage à travers les cavités naturelles du corps telles que celles présentes dans les chevilles, les genoux ou le cou, puis faites glisser le bandage pour l'adapter ;

- Appliquer les bandages fermement mais sans interférer avec la bonne circulation sanguine ;

- Si possible, laissez le bout de vos orteils ou de vos mains exposés, afin de pouvoir contrôler la circulation sanguine ;

- Ne pas effectuer de nœuds sur une zone osseuse du corps ;

- Après vous être assuré que le pansement est régulièrement vérifié de la circulation sanguine et, si nécessaire, desserrez et réappliquez le bandage.

11.1.4 Bandage à tours réguliers

Ce type de bandage peut être fabriqué avec du coton, de la gaze, du tissu élastique, du lin ou tout autre matériau disponible élastique et propre. Il s'agit d'un bandage effectué en suivant des mouvements circulaires de bas en haut autour du membre ou de la partie du corps jusqu'à ce qu'il recouvre complètement le patch ou le comprimé de gaze précédemment appliqué.

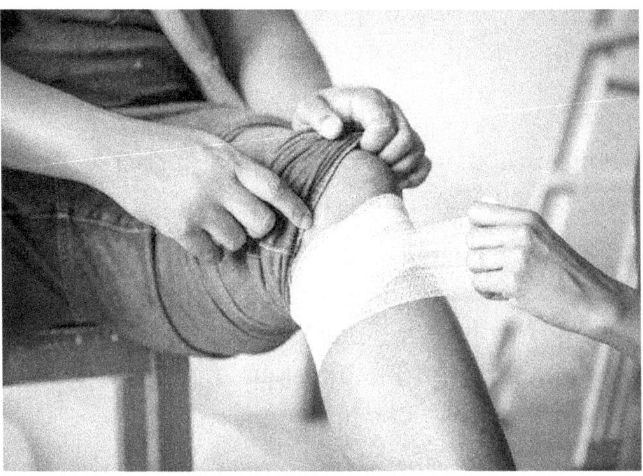

1. Placez l'extrémité du bandage sous la plaie. En commençant par l'intérieur, enroulez le bandage autour du pansement ou du comprimé de gaze.

2. Continuez avec un mouvement en spirale. Prenez soin de couvrir au moins la moitié de la couche précédente de bandage à chaque rotation. Continuez à envelopper jusqu'à ce que le patch précédemment appliqué soit complètement couvert.

3. Une fois que vous atteignez le sommet, complétez le bandage avec un dernier tour droit qui chevauche l'avant-dernière couche de bandage.

4. Fixez l'extrémité du bandage avec du ruban adhésif ou une épingle de sûreté.

5. Vérifiez la circulation toutes les 10 minutes et, si nécessaire, desserrez le bandage.

11.1.5 Bandage tubulaire

Ce type de bandage peut être fait à l'aide d'un tissu tubulaire élastique. Il est généralement vendu sous la forme d'un rouleau et est accompagné d'un dispositif médical tubulaire spécial nécessaire pour appliquer correctement la gaze.

Le bandage tubulaire est utile pour sécuriser le bandage mais n'est pas en mesure d'arrêter la fuite de sang.

1. Couper un morceau de gaze tubulaire. La longueur doit être d'environ deux fois et demie la longueur du doigt du sujet blessé. Appuyez sur tout le morceau de gaze à l'intérieur de l'applicateur approprié, puis insérez-le sur le doigt blessé.

2. En tenant l'extrémité de la gaze avec votre doigt, retirez lentement l'applicateur en le tournant deux fois pour fixer le bandage au bas du doigt.

3. Tenez la gaze à la base du doigt et insérez à nouveau l'applicateur, de manière à appliquer une deuxième couche de gaze. Lorsque vous avez terminé, retirez l'applicateur.

4. Fixez la gaze à la base de votre doigt avec du ruban adhésif. Vérifiez la circulation toutes les 10 minutes et, si nécessaire, retirez le bandage et appliquez-le à nouveau.

11.1.6 Bandage triangulaire

Ce type de bandage peut être acheté ou peut être obtenu en coupant ou en pliant en diagonale un tissu de forme carrée.

Il est particulièrement utile si vous souhaitez fabriquer un harnais avec lequel immobiliser un bras. Dans ces cas, il est nécessaire d'inviter le sujet à garder le bras devant lui, à le poser sur l'abdomen et à le plier à 90 degrés.

1. Demandez au sujet de soutenir le bras avec l'autre main de sorte que l'avant-bras soit légèrement plus haut que le coude. Placez la base la plus large du bandage sous l'avant-bras, passez l'extrémité supérieure sous le bras blessé et poussez-la autour du cou de l'épaule opposée.

2. Prenez l'extrémité inférieure du bandage et soulevez-la de manière à l'enrouler autour du bras blessé. Faites-le rencontrer avec l'extrémité précédemment positionnée derrière le cou.

3. Faites un nœud sur le côté du bras blessé et placez les deux extrémités libres sous le nœud, de manière à amortir la pression sur la peau. Disposez le harnais de manière à ce que l'avant puisse soutenir correctement la main. Le bandage doit s'étendre du début du coude à la fin du petit doigt.

4. Prenez le bandage qui se trouve au-dessus du coude et roulez le bandage jusqu'à ce que le tissu s'adapte correctement au coude. Insérez le reste de tissu roulé à l'intérieur du bandage ou, alternativement, fixez-le avec une épingle de sûreté.

5. Vérifiez la circulation dans les doigts toutes les 10 minutes et, si nécessaire, desserrez le bandage.

Conclusions

Malheureusement, dans la vie quotidienne, il est possible de rencontrer des situations dans lesquelles il est nécessaire de connaître les principales techniques et procédures de premiers secours.

Être conscient des actions à mettre en pratique en cas d'accident, de blessure ou de conditions cliniques d'urgence vous permet de faire la différence et sauver la vie d'autres personnes, en augmentant de manière exponentielle leurs chances de guérison ou de survie.

L'objectif de ce manuel est de fournir un outil à la portée de tous, facile à utiliser même pour ceux qui n'ont pas d'études en médicine ou suivi de cours de premiers secours.

C'est un livre prêt à l'emploi qui peut être emporté avec vous à tout moment : dans votre valise, dans la voiture, en camping ou à la maison. Il sera toujours disponible en cas d'urgence médicale. Il est important de se rappeler que même le Code pénal stipule qu'« il est du devoir de chaque citoyen de porter assistance à une personne blessée ou en danger, et d'en informer immédiatement les autorités ».

Aider une personne en difficulté est le devoir de chacun d'entre nous mais, grâce à ce livre, vous disposerez d'outils supplémentaires utiles qui vous permettront d'apprendre et de comprendre quels sont les symptômes, les évaluations et les interventions à mettre en pratique dans chaque circonstance.